AF375980

LE CANCER

CONSIDÉRÉ

COMME SOUCHE TUBERCULEUSE

DU MÊME AUTEUR.

Des fièvres paludécnnes, recherches sur leur véritable cause, suivies d'études physiologiques et médicales sur la Sologne. 1 vol. gr. in-18.   3 fr. 50

PARIS. — IMPRIMERIE DE E. MARTINET, RUE MIGNON, 2.

LE CANCER

CONSIDÉRÉ

COMME SOUCHE TUBERCULEUSE

PAR

LE DR ÉDOUARD BURDEL

(DE VIERZON)

Médecin de l'hospice

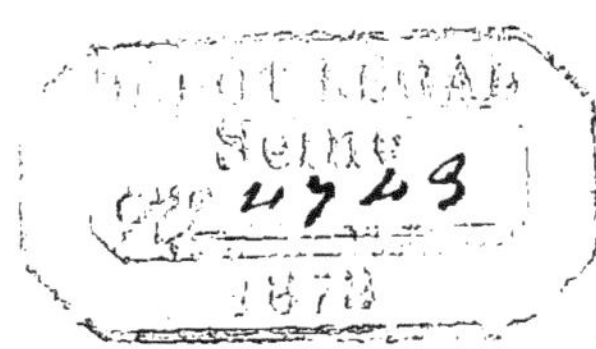

« J'ai trop vu de ces choses et j'y ai trop
pensé pour ne pas en parler beaucoup. »

(PIDOUX. *Introduction à une nouvelle
doctrine de la phthisie pulmonaire.*)

PARIS

G. MASSON, ÉDITEUR

LIBRAIRE DE L'ACADÉMIE DE MÉDECINE

PLACE DE L'ÉCOLE-DE-MÉDECINE

1872

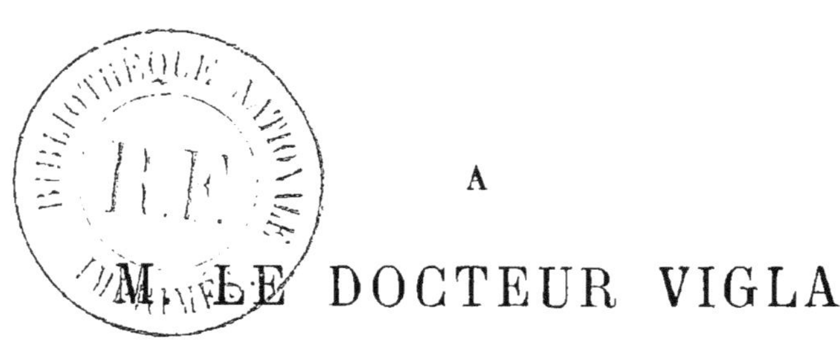

A

M. LE DOCTEUR VIGLA

MEMBRE DE L'ACADÉMIE DE MÉDECINE

MÉDECIN DE L'HÔTEL-DIEU

CHEVALIER DE LA LÉGION D'HONNEUR, ETC.

Vous souvient-il du temps où, n'étant encore que chef de clinique à l'Hôtel-Dieu et moi votre élève, nous causions familièrement assis autour du poêle de la salle, en attendant la venue de notre maître Rostan ? et vous souvient-il qu'alors, parmi les sujets sur lesquels nous discourions, vous nous avez souvent parlé de la phthisie, de son hérédité, de sa contagiosité et des diverses causes qui peuvent la faire naître ? Eh bien ! ce dernier sujet, entre tous ceux dont nous nous sommes entretenus à cette époque, m'a laissé pendant longtemps rêveur et inquiet.

Plus tard, dans le cours de ma carrière médicale, lorsque je me suis trouvé face à face avec tant de phthisiques, cette causerie, qui s'est souvent représentée à mon esprit, n'a pas été sans m'exciter dans les recherches que j'ai entreprises et que j'ai poursuivies jusqu'à ce jour.

C'est donc un peu en raison de ces souvenirs de jeunesse et beaucoup en raison de l'affection si dévouée que vous m'avez toujours témoignée, que je viens vous prier d'accepter la dédicace de cet ouvrage. C'est un hommage public que je tiens à rendre à votre talent de clinicien, ainsi qu'un acte de reconnaissance que vous doit un de vos anciens élèves et votre très-dévoué,

Dr ÉDOUARD BURDEL.

AVANT-PROPOS

En plaçant ici, en tête de ce mémoire, le rapport lu par M. le docteur Vigla dans la séance du
17 juin 1870, au nom de la commission académique, j'aurais pu me dispenser de tout préam-
bule indiquant quel est le sujet de ce travail, et
comment, pour le traiter, j'ai dû l'envisager. Mais
les trois années qui viennent de s'écouler depuis
la lecture de mon mémoire, en apportant de
nouveaux faits, n'ont fait qu'augmenter en moi
cette conviction : que j'avais trouvé, ou du moins
que j'étais sur la trace d'une loi pathogénique
des plus importantes et des plus graves ; loi fatale
si l'on veut, mais loi exacte, écrite désormais en
caractères ineffaçables dans le grand chapitre des
dégénérescences humaines. *Dura lex, sed lex.*

Je pense qu'il n'est aucun praticien qui oserait
aujourd'hui ébranler cette loi pathologique,

trouvée et formulée par notre éminent et ancien professeur Bouillaud, sur la coïncidence de l'endocardite dans les affections rhumatismales, parce que chacun a pu et peut chaque jour en contrôler l'exactitude. Et s'il ne m'est pas permis, à moi, obscur praticien de province, d'annoncer avec autorité cette autre loi de la coïncidence du tubercule avec le cancer, ou pour mieux dire, et ainsi que le titre de ce mémoire l'indique, *du tubercule issu du cancer;* du moins, puis-je espérer, en publiant ces observations recueillies pendant ma carrière médicale, appeler le contrôle général des praticiens de tous les pays et d'en demander la vérification.

Mon seul mérite, si j'en ai, est d'avoir observé et d'avoir vieilli en observant; de n'avoir laissé passer ni un fait, ni un jour, sans lui demander raison et sans noter ce fait, afin d'en avoir plus tard la solution.

RAPPORT

SUR UN MÉMOIRE DE M. BURDEL (DE VIERZON)

INTITULÉ

LE TUBERCULE ISSU DU CANCER

Par M. VIGLA (1)

Messieurs,

Vous avez entendu, dans la séance du 6 avril
1869, une lecture de M. le docteur Burdel (de
Vierzon), sur la relation héréditaire du cancer et
du tubercule, sur *le tubercule issu du cancer*, selon
le titre de son mémoire.

C'est en étudiant dans sa pratique l'hérédité de
la phthisie établie pour bon nombre de ses malades,
qu'il fut frappé du fait suivant. Des parents, en
apparence plein de vie et de santé, perdaient successivement la plupart de leurs enfants, quelquefois tous, de tuberculisation méningée, pulmonaire
ou abdominale. Les ascendants du père et de la

(1) Ce rapport a été lu à l'Académie de médecine dans la séance du
17 mai 1870. La commission se composait de MM. Pidoux, Colin et Vigla,
rapporteur.

mère n'avaient pas été affectés de cette maladie. Cependant, le nombre des enfants affectés excluait l'idée du développement de la maladie sous des influences accidentelles.

Les années se succédant, les mêmes faits se renouvelèrent; mais alors il put constater que quelques-uns de ces parents que, dix ou quinze ans auparavant, il avait vus sains et robustes, succombaient à des affections cancéreuses et comptaient quelquefois des cancéreux parmi leurs ascendants et collatéraux.

Dès lors, la pensée lui vint, confirmée par des observations de plus en plus nombreuses, qu'une lignée cancéreuse pouvait être la souche d'une postérité tuberculeuse.

M. Burdel a constaté ces faits dans plus de cent familles, pendant vingt-sept années de pratique médicale, dans un pays où il est né, où il a succédé à son père, et où, par conséquent, il lui a été donné de connaître entièrement les personnes et de remonter aussi loin que possible dans l'histoire des familles.

Son esprit s'est donc refusé à ne voir là qu'une simple coïncidence, un effet du hasard; il a, au contraire, pensé qu'il devait y avoir une relation d'hérédité du cancer au tubercule, et cet aperçu nouveau lui a paru digne de fixer l'attention de l'Académie.

Selon M. Burdel, le cancer transmet presque aussi souvent la phthisie que la phthisie se transmet par elle-même. La différence qu'il a pu constater est de 60 à 80 pour 100. Les affections chroniques autres que le cancer peuvent bien aussi produire la phthisie dans la génération qui succède ; mais, tandis que sur cent parents cancéreux, il a vu 75 fois le tubercule atteindre les enfants, il n'a vu que 15 fois sur 100 le tubercule naître d'autres affections (1).

Le cancer vient donc immédiatement après la phthisie, si ce n'est sur la même ligne, par sa puissance à produire le tubercule sur les générations suivantes. C'est ainsi que, sur les 100 familles qui ont fourni les observations du mémoire que j'analyse, 79 affectées de cancer ont produit par hérédité directe ou secondaire 237 tuberculeux.

(1) Parmi celles-ci, il en est une qui se recommande tout d'abord à l'examen, parce qu'elle se commence dans le pays où M. Burdel exerce : c'est la fièvre intermittente. Or, les familles qui lui ont fourni les éléments de son mémoire n'avaient pas subi cette influence morbide. Il a d'ailleurs observé que la cachexie paludéenne, à tous ses degrés, ne fournit qu'un faible contingent de phthisiques, remarque, on le sait, faite depuis longtemps par d'autres observateurs qui ont cru pouvoir en déduire une sorte d'antagonisme entre les fièvres intermittentes et la phthisie.

Comme spécimen du travail statistique qui a servi de base à ces propositions, M. Burdel cite vingt observations, c'est-à-dire l'histoire pathologique de vingt familles. Je n'hésite pas à les proclamer comme un modèle du genre. Clarté, précision, concision, s'y trouvent réunies. Si beaucoup de médecins de petites ou moyennes localités, mieux placés que ceux des grandes villes pour des recherches de ce genre, apportaient à de semblables études le même soin, la même persévérance que notre auteur, l'étude de l'hérédité dans les maladies pourrait faire de rapides progrès.

Tel est, en substance, le travail de M. Burdel.

Les faits sur lesquels M. Burdel établit cette nouvelle loi de coïncidence sont relatifs à deux maladies dont le diagnostic ne peut guère donner prise à l'erreur. D'ailleurs, sa compétence clinique est irrécusable. La critique ne peut donc porter que sur les déductions, sur la parenté étiologique qu'il leur attribue.

Cette parenté ressort-elle bien des faits précédents ? La phthisie est commune dans le Berry comme dans la plupart des provinces de France. Le cancer paraît s'y rencontrer dans une proportion considérable, peut-être exceptionnelle. Dès lors, on est porté à se demander tout naturellement si ces deux affections, toutes deux fréquentes dans le canton de Vierzon, ne se sont pas développées parallèlement, en vertu de conditions propres à chacune, plutôt qu'elles ne se seraient succédé par voie de génération ou de transformation. Il est conforme à la pathogénie de ces deux affections, que les jeunes sujets succombent à la phthisie, et leurs parents au cancer, quand ils ont atteint ou dépassé l'âge de la maturité, donc, un milieu où les conditions favorables au développement de ces deux maladies semblent se trouver réunies.

La présomption d'influence évoquée par M. Burdel sur la proportion infiniment plus considérable de tuberculeux fournis par les familles cancéreuses, celles tuberculeuses exceptées, n'est pas à l'abri d'objection. Toute dégénérescence suppose un affaiblissement ou une déviation de la nutrition dont le principe remonte quelquefois à plusieurs générations.

Le nombre de diathèses morbides est assez restreint. Il ne répugne pas d'admettre que la résistance organique, comme l'entendait Bichat, une fois attaquée dans une famille, des dégénérescences diverses, suivant les aptitudes individuelles, viendront à se produire, ici le cancer, là le tubercule.

Je remarque d'ailleurs que, dans presque tous les cas relatés par M. Burdel, les enfants destinés à la phthisie ont été engendrés par des parents qui ne sont devenus cancéreux que douze ou quinze ans après, et même plus tard. Ces mêmes parents, à la naissance de leurs enfants, avaient une apparence de santé florissante. N'y a-t-il pas lieu de s'étonner que ce germe latent, embryonnaire en quelque sorte du cancer, s'il existe déjà, puisse produire la phthisie dans la descendance? S'il est vrai, comme le dit M. Pidoux, dans son langage pittoresque, et comme je suis disposé à le croire, que la phthisie ne soit pas une maladie qui commence, mais qui finit, qu'elle puisse procéder de toutes les diathèses, n'est-ce pas à la condition que celles-ci aient perdu de leur vitalité et soient en quelque sorte en déshérence? Il n'en est pas de même dans les conditions signalées par M. Burdel, où le cancer n'est qu'à l'état naissant, et pour ainsi dire en puissance. Mais je m'aperçois que la théorie m'emporte sur ses ailes rapides et que je ne suis pas loin des nuages; revenons à la doctrine plus positive du mémoire de M. Burdel, appuyée par des chiffres qui ne sont pas à dédaigner.

Que faut-il pour démontrer cette proposition nouvelle, que la phthisie des enfants procède du cancer à venir, latent, occulte, des parents? D'abord, que le fait se soit produit un grand nombre de fois ; cette condition me paraît remplie ; les observations citées sont dans une proportion qui mérite d'être prise en sérieuse considération. Ensuite, que la phthisie n'existe pas concurremment dans les ascendants ; M. Burdel a établi d'une manière suffisante que cela n'a pas eu lieu dans les faits invoqués par lui. J'ai dit que le diagnostic porté sur les malades ne peut laisser prise au doute. Que faut-il donc encore pour consacrer l'exactitude de la coïncidence nouvelle signalée par l'auteur? Que ces mêmes faits soient reconnus exacts par d'autres observateurs, dans d'autres pays. Or, c'est précisément cette confirmation que demande M. Burdel, son travail est un appel à de semblables recherches, plutôt qu'une proclamation prématurée d'une nouvelle loi étiologique, et nous concluons comme lui, en le louant de sa réserve.

Nous ne pouvons, en effet, conclure autrement. Toute proposition nouvelle contraire aux idées reçues paraît d'abord étrange. Dans une question de faits et d'observations comme celle-ci, il appartient à l'expérience seule de prononcer le jugement définitif. Mais, ce que nous pouvons déclarer dès aujourd'hui, c'est que les idées de M. Burdel ne

sont pas de celles que l'on doive rejeter sans examen ; que le mémoire où il les expose est conçu
dans un excellent esprit d'observation ; qu'il est
difficile de pousser plus loin la recherche d'une
influence héréditaire ; que la méthode adoptée par
lui peut être proposée comme un excellent guide
dans les investigations de ce genre.

La commission a donc l'honneur de vous proposer :

1° D'adresser des remercîments à l'auteur et de
l'inviter à continuer ses recherches ;

2° D'adresser le travail de l'auteur au comité de
publication ;

3° D'inscrire M. Burdel sur la liste des candidats
au titre de membre correspondant de l'Académie.

LE CANCER

CONSIDÉRÉ

COMME SOUCHE TUBERCULEUSE

PREMIÈRE PARTIE

LE TUBERCULE ISSU DU CANCER (1)

> « J'ai trop vu de ces choses, et j'y
> ai trop pensé, pour ne pas en parler
> beaucoup. »
>
> (Pidoux.)

Dans les premières années de ma carrière médicale, il y a vingt-sept ans déjà, un fait grave m'avait frappé et d'autant plus attristé que je le voyais suivi de conséquences fâcheuses, et enveloppé d'une obscurité profonde que personne ne m'aidait à pénétrer.

Ce fait le voici : Dans ma clientèle, j'avais à traiter bon nombre de tuberculeux ; chez quelques-uns, je pouvais facilement remonter à l'origine de cette affection, soit par l'hérédité directe, soit par les causes prédisposantes, qui devaient contribuer à la développer.

(1) Mémoire lu à l'Académie de médecine dans la séance du 19 avril 1869.

Mais chez beaucoup d'autres je ne trouvais aucune trace héréditaire, je ne rencontrais rien d'analogue dans aucune ligne ascendante ; car, le plus souvent, j'avais encore sous les yeux les parents eux-mêmes, en apparence pleins de vie et de santé.

Dans plusieurs familles, j'avais vu m'échapper successivement jusqu'à cinq et six enfants ; les uns atteints de méningite tuberculeuse, les autres de tubercules pulmonaires, sans que rien m'indiquât quelle était la source d'où sortait cette terrible maladie.

Les années se succédant, les mêmes faits se renouvelèrent ; mais alors je pus constater que quelques-uns de ces parents que, dix ou quinze ans auparavant, j'avais vus sains et robustes, succombaient à des affections cancéreuses. La répétition de ces faits fut pour moi un trait de lumière, et il me sembla tenir le fil qui devait me guider dans ce dédale.

Dès lors chaque nouveau cas qui s'offrit à moi fut analysé, enregistré, examiné sous toutes ses faces, et, ajoutant observation à observation, je laissai au temps le soin d'apporter la solution que lui seul était capable de donner. Mais déjà il m'était permis d'établir que la diathèse cancéreuse pouvait être considérée comme un des ancêtres les plus féconds de la tuberculisation.

Quelle parenté peut donc exister entre le cancer et le tubercule ?

Cette question étonnera peut-être, car lorsque pour la première fois je l'ai posée à de savants confrères,

vieux praticiens déjà, presque tous n'ont pu cacher un
mouvement de surprise. Mais lorsque, pénétrant avec
eux dans le cœur même de la question et faisant appel
à leurs souvenirs, je les priais de fouiller dans l'histoire
des familles auxquelles pendant leur longue carrière ils
avaient donné des soins ; lorsque je les mettais en demeure de suivre du doigt les descendances de plusieurs
de leurs clients morts cancéreux, presque tous finis-
saient par reconnaître qu'il pouvait exister une certaine
corrélation qui d'abord les surprenait, mais dont l'évidence semblait s'accroître à mesure qu'ils l'envisagaient
plus à loisir.

D'autres et parmi ceux-ci, un membre éminent de
l'Académie m'a répondu : « Je ne m'étonne pas de ce
que vous avez vu et observé, car M. Pidoux a dit avec
le pittoresque qui lui appartient : « La phthisie n'est pas
» une maladie qui commence, c'est une maladie qui
» finit. » Je suis de son avis, ajoutait-il ; la phthisie est
bien la consommation nécrobiotique de tous les épuise-
ments organiques et physiologiques, et elle a, je le
pense, de nombreux ancêtres en collatéralité. »

J'ai interrogé, compulsé tous les ouvrages traitant
des causes de la tuberculisation ; or, bien que tous les
auteurs fassent une longue énumération des causes prédisposantes ou occasionnelles de cette affection ; bien
que tous à peu près admettent implicitement l'hérédité
et indiquent vaguement l'épuisement constitutionnel
des parents, je n'en ai vu aucun parler de la relation

directe qu'il m'a été donné d'observer entre le cancer
et le tubercule.

A M. Pidoux appartient le mérite d'avoir nettement
défini, non pas toute la part qui revient au cancer dans
la transmission tuberculeuse par l'hérédité, mais l'influence immense qu'ont les maladies chroniques pour
jeter dans l'organisme cette phymogenèse.

Aussi depuis que je rassemble mes observations, les
analysant dans leurs parties les plus intimes, retranchant
ce qui me semblait douteux, que de fois il m'est arrivé,
au milieu du silence et de l'isolement dans lesquels
nous vivons, nous, praticiens de la province, d'aban-
donner mon travail ; puis, lorsqu'il surgissait un fait qui
me semblait irrécusable, de le reprendre avec plus
d'ardeur.

J'en étais là lorsque, dans ces dernières années, je pus
lire les phrases suivantes, écrites par M. Pidoux, dans
son *Introduction à une nouvelle doctrine de la phthisie
pulmonaire* publiée dans l'*Union médicale :*

« La tuberculisation pulmonaire n'offre plus à l'ob-
servateur qu'un intérêt médical secondaire, quand on
l'étudie indépendamment des autres maladies chroniques. Elle prend au contraire une importance de premier ordre, quand on sait que son apparition dans
l'organisme témoigne de dégradations antérieures
accidentelles ou constitutionnelles, dont les reliquats
spéciaux se mêlent encore à des symptômes propres
dans des proportions indéfinies.

» Sans originalité nosologique, la phthisie ne commence pas la série des maladies chroniques, elle la termine.

» On ne peut donc pas la placer indifféremment ici ou là, dans le cadre des affections constitutionnelles, comme le font des nosologistes sans principe.

» On ne peut davantage la suspendre dans le vide en couvrant d'un voile son origine, comme le devaient faire les spécialistes, car elle n'est rien moins que spécifique. Elle n'a de signification pour le médecin que par ses *origines multiples* et ses nombreux rapports, car elle est une maladie commune, sorte de *caput mortuum* plus ou moins éloigné de beaucoup d'autres maladies. C'est le contraire pour les maladies spécifiques, syphilis, variole ; nous ne pouvons les attaquer dans leur source éloignée, parce qu'elles ne naissent que d'elles-mêmes. »

De semblables paroles, venant d'un praticien tel que M. Pidoux, étaient faites pour relever mon courage et diminuer l'étonnement que j'avais d'abord éprouvé en reconnaissant une si grande filiation entre le tubercule et le cancer.

M. Pidoux, il est vrai, généralisait le fait que j'avais renfermé dans un cadre unique, mais j'étais heureux de rencontrer dans ma voie un physiologiste dont l'opinion a une si grande valeur dans la question.

Mes observations reposent donc sur ce fait, savoir : *que dans une famille, lorsqu'un père ou une mère succombent à une affection cancéreuse, le plus souvent,* on observe dans leur génération directe, ou dans leur génération indirecte, un développement de tubercules, soit longtemps avant, soit après la mort du père ou de la mère ;

Que cette affection tuberculeuse, parcourant les phases qui lui sont propres, se montre, suivant qu'on l'a toujours reconnu, sur les méninges et le mésentère, chez les enfants du premier âge ; sur les poumons dans l'âge adulte et dans le cours de l'existence.

Ces faits, je les ai constatés dans plus de cent familles, pendant plus de vingt-sept ans de pratique médicale, dans un pays où je suis né, où j'ai succédé à mon père, et où, par conséquent, il m'a été donné de connaître intimement les personnes et de remonter aussi loin que possible dans l'hérédité des familles.

Tout d'abord, je n'ai voulu considérer ces faits que comme de simples coïncidences, ou comme une hérédité mal suivie ; mais frappé de plus en plus par leur nombre, leur nature et leur précision, force m'a été, après bien des années de méditation, d'y voir autre chose qu'un simple hasard ; et, sans chercher à poser dès à présent une règle absolue sur ce sujet, j'ai cru que je devais le signaler à l'attention des observateurs.

Si, dans l'énumération de semblables faits, je n'avais eu en vue que de montrer une relation de cause à effet, j'aurais pu longtemps encore tenir dans l'ombre mes observations ; mais j'ai cru entrevoir une question des plus sérieuses, touchant à la fois à l'humanité et à la société. Sans cela ce serait, il faut l'avouer, un bien triste privilége qui incomberait au vieux praticien, de n'avoir, pour résultat de ses travaux, qu'à tirer avec certitude un lugubre horoscope sur l'avenir des générations auxquelles il aurait donné ses soins. Non, tel n'est pas, Dieu merci, le but final de ses efforts. Mais bien comme une vigie attentive qui a vieilli dans les parages et en sait les écueils, il lui est permis, avec une certaine autorité, de guider les familles dans cette grande et difficile question des alliances ; il peut modifier avantageusement la constitution des descendants, et par là, atténuer et quelquefois même détruire cette terrible prédisposition.

Car s'il est possible aujourd'hui, ainsi que l'attestent des faits incontestables, d'obtenir la guérison d'un certain nombre de phthisies confirmées, que ne peut-on pas à plus forte raison contre quelques-unes de ces prédispositions éloignées, surtout lorsque le médecin a pu s'assurer que dans la descendance de ces familles il existe un germe d'altération qui souvent doit éclore sous l'influence de la cause la plus légère. Si ce qui précède ne suffisait pas à persuader, c'est encore à M. Pidoux et à son expérience que j'emprunterais mes affirmations.

« La phthisie, ajoute-t-il, est la moins incurable de toutes les affections chroniques. Il y a surtout un nombre assez grand de tuberculeux non phthisiques, qui ne le deviennent jamais, et qui guérissent, pour qu'on doive espérer que leur nombre augmentera chaque jour. »

» Or, le meilleur moyen d'atteindre ce but, est de se placer au point de vue de la médecine de l'espèce, et la médecine de l'espèce *consiste à prévenir la maladie chez l'individu.*

» Eh bien, cherchez ce qui distingue un tuberculeux non phthisique d'un tuberculeux dont tout l'organisme a consenti à la tuberculisation, et vous verrez que la résistance que le premier oppose à l'infection et aux *tabes* tuberculeux, vient presque toujours de ce que quelque autre maladie chronique, latente ou manifeste, mais d'un ordre moins grave, fait antagonisme à cette généralisation et à cette consomption. Si cela est, quel intérêt n'a pas le médecin à le savoir, pour s'en faire une arme contre les dégradations des maladies chroniques qui vont aboutir au tubercule pulmonaire? Quel intérêt n'y ont pas aussi la société et l'hygiène sociale, pour se diriger et dans les mariages et dans l'éducation phy-sique des enfants? »

Le sujet que je traite rentre donc dans la grande et vaste question de l'hérédité morbide ; et, disons-le en passant, cette question nous semble aussi évidente, aussi manifeste que l'est, pour l'horticulteur, la transmis-sion des dégénérescences des plantes par les graines provenant de végétaux maladifs ou épuisés.

La possibilité de la transmission des maladies par l'hérédité n'est plus l'objet d'aucun doute ; mais dans l'intérêt de la prophylaxie, a dit notre regretté maître M. Michel Lévy, il faudrait que la science pût répondre à la question suivante : Sur un nombre donné de cas de maladies déterminées, combien de fois cette maladie s'est-elle montrée chez des individus nés de parents qui en ont été atteints? Combien de fois l'a-t-on observée chez des sujets issus de parents qui en ont été exempts ? La solution de ce problême ne peut sortir que d'une statistique étendue et exacte.

Or, c'est cette statistique que j'ai tâché d'établir depuis mon entrée dans la carrière médicale; par là, j'ai voulu non plus seulement démontrer l'hérédité morbide de ces terribles affections hétéroplastiques, essentiellement transmissibles, appelées cancer et tubercules, mais encore et surtout rendre évidente la *transformation* dans les lignes descendantes de la première en la seconde.

La phthisie est héréditaire, ai-je dit, en ce sens que des parents phthisiques peuvent engendrer des enfants phthisiques; mais, me fondant sur mes observations, j'ajoute, dans un sens plus large et non moins commun, que des parents cancéreux engendrent souvent des enfants phthisiques. D'où résulte pour la phthisie un double mode de transmission héréditaire; l'un direct, l'autre indirect : le premier, de la phthisie par elle-même; le second, de la phthisie par le cancer.

Bien que, dans mes nombreuses observations, j'aie pu noter ce qui paraît fondé dans la nouvelle doctrine de la phthisie de M. Pidoux, proclamant que la phthisie peut sortir de bien des maladies différentes, qui en préparent la formation et dont elle ne serait, dit-il, que la *scorie plus ou moins organisée*, je dois à la vérité de dire que, parmi les affections chroniques, le cancer transmet presque aussi souvent la phthisie, que la phthisie par elle-même ; la différence que j'ai pu constater est de 60 à 80 pour 100. — De même que sur 100 parents cancéreux, j'ai vu 75 fois sortir le tubercule, tandis que je n'ai vu que 15 fois sur 100 le tubercule transmis par d'autres affections chroniques.

Et encore je dois expliquer que, parmi ces dernières, c'est de l'herpétisme que j'ai vu le plus souvent sortir la phthisie, comme plusieurs fois aussi j'ai vu l'herpétisme venir se terminer dans le cancer. — Par contre, il ne m'a jamais été donné de voir le *cancer sortir du tubercule ;* ce qui vient confirmer l'opinion de M. Pidoux, exprimant que la phthisie ne commence pas la série des maladies chroniques, mais qu'elle la termine.

Ainsi donc je reconnais la justesse de l'induction tirée par M. Pidoux, lorsqu'il dit que l'on doit voir, dans beaucoup de maladies chroniques, un des modes d'extinction les plus communs des familles et des générations, quoiqu'à l'origine, les familles et les générations en semblassent le plus éloignées possible.

Mais encore faut-il, dans ce cadre établi par M. Pidoux, distinguer quelles sont, parmi la généralité de ces maladies chroniques, celles qui possèdent le plus haut degré de puissance dans cette collatéralité tuberculeuse, les spécifier et les classer.

Le cancer, à ce point de vue, pourrait être placé presque au même plan que la phthisie elle-même ; mais je l'inscris immédiatement après elle, primant, sous ce rapport, toutes les autres affections chroniques.

Au second plan, je place l'herpétisme chronique qui, ainsi que j'ai eu l'occasion de le remarquer, vient souvent se terminer dans le cancer. Au-dessous m'apparaissent les scrofules et enfin les diathèses goutteuses et rhumatismales.

Quoi qu'on en ait dit, j'ai rarement vu la syphilis procréer directement le tubercule ; la syphilis donne presque toujours naissance à la scrofule, et ce n'est qu'en second lieu que de celle-ci sort le tubercule.

L'affaiblissement constitutionnel lui-même ne transmet pas héréditairement le tubercule, s'il n'a pas déjà en soi un de ces vices diathésiques dont je viens de parler ; car ces mots affaiblissement, épuisement constitutionnel indiquent presque toujours l'établissement d'une diathèse. Mon existence médicale, passée dans un pays où j'ai pu observer de très-près une population chétive, épuisée à la fois par l'empoisonnement palustre et par la misère et les souffrances de toutes sortes, me permet d'affirmer que le tubercule ne sort qu'exceptionnellement de ces conditions. Et cependant j'ai pu constater, ainsi que je me propose de l'indiquer dans un prochain travail, que si le cancer du tube digestif est commun dans la partie du Berry que j'habite, il est non moins fréquent, si ce n'est davantage, dans nos contrées palustres de la Sologne et, comme conséquence, les affections tuberculeuses dans les générations qui suivent.

La mauvaise qualité et l'extrême quantité d'aliments et de boissons ingérées, m'ont paru devoir jouer un rôle plus grand encore que l'impaludation dans le développement de ces affections, quoique à vrai dire l'impaludation répétée et prolongée laisse souvent chez ces malheureux un engorgement chronique, non pas seulement de la rate, mais des viscères abdominaux. Et comme chez eux la vie s'épuise promptement, la dégénérescence s'empare peu à peu de ces organes et le cancer y prend domicile. — Aussi l'on ne saurait dire combien la mésentérite tuberculeuse est fréquente chez les enfants à la mamelle ou en sevrage, et combien elle fait de victimes.

Ce qu'il y a de positif, c'est que le cancer est commun, car mes observations ont été prises dans plus de 100 familles, et, sur ce nombre, j'en ai observé 79 desquelles sont sorties par hérédité directe ou indirecte, *deux cent trente-sept tuberculeux !*

Dans ce nombre, j'ai vu 17 fois les enfants de ces familles acquérir héréditairement les uns le cancer, les autres le tubercule ; et chez quatre seulement, j'ai vu se reproduire à la fois et le cancer et le tubercule.

Je ne dois pas oublier de signaler un fait qui porte, je pense, sa signification : c'est que sur les cancéreux des 79 familles ci-dessus, 68 étaient atteints de cancers sié—

geant sur les organes du tube digestif. Chez onze seulement le cancer siégeait soit sur la face, le sein ou l'utérus.

Faut-il ne voir dans ce fait que la plus grande tendance qu'a le cancer à affecter les organes abdominaux ? Ou bien, ainsi que j'ai cru l'observer, existe-t-il dans ce cas une diathèse générale plus considérable, qui envahit plus facilement l'organisme et jette, par conséquent, dans les descendants, ce germe phymogénétique qui doit éclore tôt ou tard ? — Toujours est-il qu'il y a là un rapport que je ne devais point passer sous silence.

Ayant donc résumé les observations qui font l'objet de cette communication et les ayant passées au crible d'un examen sévère, il m'a semblé que là ne devait point finir ma tâche ; et malgré le peu de certitude qu'offrent les expériences tentées sur les animaux, pour produire chez eux, par inoculation, une sorte d'intoxication organique ressemblant de près ou de loin à la tuberculisation, j'ai voulu cependant supposer qu'il devait y avoir, entre ces deux affections, des différences peut-être plus grandes qu'on ne le croit, et je me suis mis néanmoins à l'œuvre.

Je savais que depuis longtemps des essais d'inoculation par le cancer avaient été tentés. M. Broca cite, dans l'article CANCER du *Dictionnaire pratique de médecine vétérinaire*, les expériences faites par Langenbeck, puis par

MM. Lebert et Follin qui, ayant injecté du suc cancéreux dans les veines de plusieurs chiens, ont vu, deux fois seulement sur un grand nombre d'expériences, ces injections suivies de la formation de tumeurs cancéreuses dans les poumons.

M. Villemin a inoculé deux lapins avec du cancer fibreux, et, après deux mois et douze jours, dit-il, aucun d'eux n'a offert de traces de tubercules. Un seul présenta, à l'autopsie, trois ou quatre foyers purulents.

Deux autres lapins et un chien furent soumis sans résultat aux mêmes tentatives.

Ainsi qu'on le verra à la fin de ce travail, j'ai inoculé, à plusieurs intervalles, seize lapins avec du pus de cancer fibreux. Sur ce nombre, huit, après quatre mois d'inoculation, ont présenté, à l'autopsie, des tubercules siégeant dans les poumons, le foie, la rate et le mésentère. De ces huit, deux sont morts dans un état effrayant de maigreur, quoique mangeant toujours beaucoup. Sur quatre autres, j'ai observé des abcès multiples plus ou moins avancés ou concrets, à leucocytes répandus dans la séreuse péritonéale, dans le foie et la rate, ainsi qu'a pu s'en assurer M. Robin, auquel j'ai adressé un spécimen de l'intestin d'un de ces lapins. Quatre de ces animaux vivent encore (1).

Et maintenant, en soumettant ces observations au jugement de l'Académie et en la remerciant d'avoir bien

----

(1) Ces quatre lapins ont été sacrifiés quelques mois après, sans présenter aucune altération pathologique spéciale.

voulu consacrer à m'entendre de précieux moments, je
me hâte de le dire : dans cette communication je n'ai
prétendu ni faire un travail didactique, ni établir une
doctrine ; je n'ai voulu qu'exposer les faits comme je
les ai recueillis, dans leur simplicité et leur réalité ; car
portant avec eux la vérité, ils n'ont pas besoin de com-
mentaires. — Je dis : Voilà ce que j'ai vu depuis mes dé-
buts dans la carrière médicale jusqu'à ce jour, et voilà
ce que chacun peut voir. Sur plus de 100 familles cancéreuses, 75 ont fait souche de phthisiques. Que l'on
veuille donc chercher, observer, et bientôt, j'espère, on
arrivera à reconnaître, comme je crois l'avoir reconnu,
que tôt ou tard, directement ou indirectement, une proportion énorme de phthisiques ont pour ancêtres des parents cancéreux ou destinés à le devenir.

Sur ce point ma conviction est telle, que parfois je
suis effrayé de l'avenir qu'elle me dévoile ; et soit que je
voie la mort moissonner de jeunes enfants sous les yeux
de leurs parents encore pleins de vie, laissant au temps
de révéler l'origine de leur fin prématurée ; soit au contraire que, voyant s'éteindre les parents dans la lente
agonie du cancer, je songe à la destinée réservée à une
partie de leurs enfants, la prévision est également douloureuse. Mais si triste que soit cette révélation de l'expérience, tout ne semble pas perdu puisque, au fond,
comme dans la boîte de Pandore, il nous reste l'espérance, et que par l'hygiène et la thérapeutique le mal
peut être retardé, atténué ; peut-être même conjuré.

— Que cette espérance donc et mon intention me fassent pardonner l'imperfection de ce travail, car mon excuse est dans cette parole encore empruntée à **M.** Pidoux, et que j'ai prise pour épigraphe : *J'ai trop vu de ces choses, et j'y ai trop pensé, pour ne pas en parler beaucoup.*

OBSERVATIONS

En reproduisant les vingt-sept observations qui suivent et que j'ai choisies parmi le grand nombre que je possède , je tiens, afin d'éviter des répétitions toujours fastidieuses, à déclarer que, dans toutes les familles auxquelles j'ai donné mes soins et que j'ai suivies pendant trois ou quatre générations successives, j'ai remonté aussi loin que possible à l'origine des influences héréditaires qui pouvaient peser sur la descendance, afin de donner un degré de certitude plus grand aux faits que j'ai observés.

J'aurais donc pu augmenter encore leur nombre, autant par les faits qui se sont passés sous mes yeux que par ceux qui se sont produits dans la clientèle de mes confrères, et que quelques-uns ont bien voulu mettre à ma disposition ; mais je tenais, je le répète, à n'avancer que ce que j'avais observé moi-même.

PREMIÈRE OBSERVATION.

FAMILLE P...

M. P..., ancien notaire, vit jusqu'à l'âge de soixante-dix-huit ans; madame P... jusqu'à soixante-douze ans. Tous les deux sont forts, vigoureux et doués d'une excellente constitution. Ils ont eu quatre enfants, deux fils et deux filles. J'ai connu les parents des deux lignes, dans aucune on ne rencontre de tubercules ni d'affection chronique.

Dans l'année 1827, le fils aîné de M. P..., âgé de neuf ans seulement, est atteint d'une dégénérescence cancéreuse du testicule droit; il est opéré par mon père qui fait l'ablation de l'organe avec succès. L'enfant se rétablit parfaitement, il continue ses études ; plus tard il fait son droit et se dispose à traiter d'une étude d'avoué; lorsque, en 1849, il est atteint d'hémoptysie ; la toux s'empare de lui ; il meurt deux ans après, avec cavernes tuberculeuses au sommet des deux poumons.

En 1854, le second fils est atteint à son tour d'hémoptysie ; le poumon gauche est d'abord envahi par des tubercules, deux ans après le poumon droit est pris aussi, bref il succombe en 1859.

Le père et la mère vivaient encore tous deux, bien portants en apparence, lorsque le second fils fut pris d'hémoptysie, et je me demandais à chaque instant d'où pouvait provenir cette tuberculisation chez les deux fils, lorsque la mère, atteinte depuis longtemps d'un herpès chronique, succomba à un cancer de l'estomac. Le père mourut peu de temps après d'une hémorrhagie cérébrale avec ramollissement au cerveau. Les deux filles vivent encore ; l'aînée, mariée, a perdu deux enfants, l'un d'une méningite tuber-culeuse, l'autre de tubercules pulmonaires. La seconde, mariée également, n'a pas eu d'enfants.

Cette observation m'a semblé être une des plus re-marquables, non pas tant par l'hérédité tuberculeuse sortant du cancer, que par cette double coïncidence observée chez le *fils aîné*, chez lequel se transmet simul-tanément et par l'hérédité le *cancer testiculaire* d'abord, pendant son jeune âge, et le tubercule pulmonaire au milieu de la vie. On aurait pu douter encore de l'in-fluence héréditaire s'il avait été seul à la subir ; mais comme pour donner de la force à cette observation et la rendre inattaquable, son frère succombe dix ans après de la même affection, et enfin deux petits enfants tombent emportés par la fatalité héréditaire.

DEUXIÈME OBSERVATION.

FAMILLE R...

M. R..., négociant, et sa femme, doués chacun d'une bonne constitution, très-laborieux, arrivent, grâce à leur activité et à leur intelligence, à une belle position de for-tune ; jusqu'à cinquante-cinq ans, ils jouissent l'un et l'autre d'une bonne santé. Dans aucune des branches de leur famille on ne remarque de tuberculeux. J'ai connu une grande partie de leurs ascendants.

Ils ont eu huit enfants.

Un premier meurt à vingt-huit mois d'une méningite tuberculeuse.

Un second meurt à trois ans d'une entérite chronique avec tubercules mésentériques.

Un troisième meurt à vingt-six ans d'une méningite tuberculeuse.

Un quatrième (fille) meurt également à l'âge de vingt-trois ans d'une méningite tuberculeuse.

Sur les quatre enfants restant vivants, une fille non mariée, âgée de vingt-sept ans, a eu déjà trois hémoptysies et des craquements se font entendre au sommet du poumon gauche.

Un fils âgé de vingt-quatre ans, grand et fort, paraît doué d'une bonne santé.

Les deux autres filles sont mariées.

L'aînée, âgée de trente-trois ans, a trois enfants très-chétifs, malingres et peu développés pour leur âge.

La seconde a eu cinq enfants ; deux sont morts de méningite tuberculeuse.

Le père est mort à soixante-quatre ans d'un cancer ulcéré à l'estomac.

La mère est morte à soixante-huit ans d'un cancer mésentérique avec troubles dans la circulation.

Cette observation est encore remarquable en ce sens, que le père et la mère meurent tous les deux atteints de cancer ; qu'ils perdent quatre enfants de méningite tuberculeuse, le premier vingt-six ans, le dernier dix ans avant la mort du père et de la mère ; que la quatrième fille encore vivante est atteinte de tubercules pulmonaires, comme pour confirmer le diagnostic et montrer l'hérédité tuberculeuse frappant tous les organes.

TROISIÈME OBSERVATION.

FAMILLE B..., CULTIVATEURS.

Le sieur B..., cultivateur aisé en Sologne, a aujourd'hui cinquante-neuf ans, vit encore et n'a jamais été malade ; dans sa famille on ne rencontre pas un seul tuberculeux ; j'ai connu son père et sa mère.

La femme B..., plus âgée que son mari, offre une belle constitution en apparence ; elle n'a jamais été malade jusqu'à cinquante-cinq ans, si ce n'est qu'elle a été atteinte de fièvres intermittentes qui ont laissé la rate hypertrophiée. Les parents de la femme B... vivent encore exempts d'aucune maladie chronique apparente.

Ils ont eu trois enfants, deux filles et un garçon.

Le premier meurt à vingt-sept ans de tubercules pulmonaires.

Le second à dix-neuf ans de méningite tuberculeuse.

Le troisième meurt à quinze ans, atteint d'abord d'une entérite tuberculeuse, qui se termine par l'envahissement des tubercules dans le poumon.

A partir de cinquante-cinq ans, la femme B... devient souffrante, se plaint de ne pas digérer ; à soixante-deux ans, elle meurt d'un cancer à l'estomac.

QUATRIÈME OBSERVATION.

FAMILLE H...

Le sieur H..., cultivateur, est bien portant jusqu'à l'âge de soixante-deux ans environ ; mais à soixante-cinq ans il meurt d'un cancer à l'estomac. Dans sa famille, un frère est mort également d'un cancer à l'âge de cinquante-trois ans, mais on n'a jamais vu aucun tuberculeux.

La femme vit encore, elle est bien portante, âgée de soixante-huit ans ; on ne rencontre non plus rien dans sa famille ayant rapport à la tuberculisation.

Ils ont eu trois enfants.

Un premier meurt à quinze ans de tubercules pulmonaires.

Le second, à trente-quatre ans, est atteint, depuis quelques années, d'une *dégénérescence du testicule* droit ; tous les ganglions qui partent du cordon testiculaire jusqu'aux reins sont engorgés et durs ; après trois années de souffrance et d'épuisement, il succombe à une tuberculisation pulmonaire, hémoptysie, crachats purulents, etc.

Le troisième, âgé de vingt-neuf ans, vit encore ; mais il est maladif et atteint d'arthrite rhumatismale (1).

Voilà encore une observation assez curieuse, en ce sens qu'on y remarque, outre la transmission tuberculeuse héréditaire par le cancer, une double dégénérescence, que je pourrais pour ainsi dire qualifier de *cancéro-tuberculeuse.*

A la mort j'ai visité le testicule, et il m'a semblé rencontrer tous les signes du cancer encéphaloïde que l'on rencontre habituellement dans cet organe, lorsqu'il est frappé de cette dégénérescence. Tous les vaisseaux et glandes lymphatiques qui suivent le cordon testiculaire jusqu'aux reins participaient à l'altération de cet organe ; ils présentaient des bosselures de toutes formes et de toutes grosseurs, les unes ramollies, comme puru-

---

(1) L'année dernière il a été emporté par une phthisie galopante.

lentes, les autres plus dures ; enfin, autour des reins, surtout à droite, la nuance cancéreuse semblait disparaître et se fondre dans la nuance tuberculeuse, qui était des plus manifestes autour de cet organe.

CINQUIÈME OBSERVATION.

M. P..., très-riche négociant retiré des affaires, a toujours été bien portant ; dans sa famillle on n'a observé aucun cas de tuberculisation ; vers cinquante-quatre ans, une affection chronique de l'estomac se déclare, il meurt à soixante-deux ans d'un cancer de l'estomac, diagnostiqué par Chomel lui-même. Madame P... est bien portante ; sa famille est remarquable par une longévité pour ainsi dire proverbiale.

Ils ont trois filles.

L'aînée, qui semble avoir le tempérament et la constitution du père, meurt à quarante-deux ans de tubercules pulmonaires. Mariée à M. H... bien portant lui-même et dans la famille duquel il n'y a jamais eu de tuberculeux, elle a quatre enfants, trois filles et un fils ; l'aînée de ses filles, d'une constitution délicate qui rappelle la mère, perd un premier enfant de méningite tuberculeuse. Elle a aujourd'hui deux enfants d'une constitution très-délicate.

Les deux autres filles de madame P... vivent encore ; l'une, âgée de cinquante et un ans, est atteinte d'une toux sèche et maigrit depuis quelques années ; l'autre semble tenir du côté maternel, elle a cinquante-six ans et jouit d' ne bonne santé.

Ce qu'il faut remarquer dans cette observation, comme dans toutes celles qui vont suivre, c'est qu'une fois l'hérédité tuberculeuse transmise par le cancer, on ne voit plus le cancer se reproduire, mais la tuberculisation s'étendre dans tous les rameaux de la famille.

SIXIÈME OBSERVATION.

FAMILLE L...

M. L..., marchand de bois, d'une très-forte constitution, reste bien portant jusqu'à cinquante-trois ans ; à partir de cette époque, une diathèse cancéreuse s'empare de lui, et, à cinquante-sept ans, il meurt d'un cancer qui envahit tout le rectum avec une portion du mésentère.

Sa femme, bien portante et d'une famille dans laquelle se remarque la longévité (famille que j'ai parfaitement connue dans ses ascendants, chez lesquels je n'ai jamais vu de tuberculeux), sa femme meurt d'une hémorrhagie cérébrale, à soixante-dix-sept ans.

De ce ménage sont nés trois fils : les deux aînés vivent encore et sont bien portants ; l'un a cinquante et un ans, le cadet quarante-huit. Le plus jeune meurt à trente-deux ans, atteint de tubercules pulmonaires et d'hémoptysie.

SEPTIÈME OBSERVATION.

FAMILLE L...

M. L..., menuisier et cousin éloigné du précédent, d'une bonne constitution, a eu cependant depuis l'âge de vingt-neuf ans un eczéma chronique sur tout le côté droit de la face. Cet eczéma disparaît à cinquante-trois ans pendant plusieurs années. M. L... semble bien portant, mais à soixante-quatre ans il se plaint de l'estomac ; tous les symptômes d'une affection organique se révèlent, bref il meurt à soixante-neuf ans, d'un cancer à l'estomac.

Madame L..., d'une très-bonne santé, meurt à soixante-douze ans d'une hémorrhagie cérébrale.

Ils ont eu trois enfants, un fils et deux filles.

L'aîné meurt à vingt-cinq ans de tubercules pulmonaires, après avoir été plusieurs fois pris d'hémoptysie très-grave.

Les deux filles sont mariées toutes deux ; l'une a cinquante-neuf ans, l'autre cinquante-trois. Elles ont chacune deux enfants, mais l'aînée a sa fille atteinte d'entérite chronique ; le ventre est pâteux, les ganglions mésentériques sont engorgés ; elle tousse souvent ; tout fait craindre une tuberculisation générale.

La cadette a deux filles ; l'aînée de ces enfants, âgée aujourd'hui de vingt ans, est anémique et tousse fréquemment La plus jeune est d'une meilleure santé.

HUITIÈME OBSERVATION.

FAMILLE R...

M. R..., charpentier en bateaux, est aujourd'hui âgé de cinquante-deux ans, d'une très-bonne santé ; ses frères et sœurs sont bien portants ; son père et sa mère sont morts : l'un d'une pneumonie aiguë, l'autre d'une hémorrhagie cérébrale ; tous deux à un âge avancé.

Madame R... est d'une belle constitution, forte en apparence, et bien portante jusqu'à quarante-deux ans. Sa mère est morte d'une hernie étranglée. Son père est mort d'un cancer à l'estomac à l'âge de soixante-quatre ans.

Madame R... a eu successivement quatre enfants. Les deux premiers succombent à une méningite tuberculeuse ;

le troisième vient au monde cyanosé avec persistance du trou de Botal, et vit ainsi jusqu'à trois ans. Le quatrième a aujourd'hui seize ans; il est grand, mais d'une nature grêle.

Madame R... a aujourd'hui quarante-neuf ans, mais depuis sept ans elle se plaint de douleurs épigastriques; on sent dans le creux de l'estomac un plan induré, douloureux, qui s'étend vers le foie et fait présager une affection organique qui se prépare et augmente chaque année.

Dans cette observation, on voit le cancer transmettre le cancer en ligne directe; la fille hérite du père, mais avant son éclosion dans la première génération, la seconde est frappée de tubercules.

NEUVIÈME OBSERVATION.

Le sieur D... et sa femme sont tous deux d'une belle et riche constitution; ils ont eu sept enfants. Ceux-ci semblent doués d'une bonne santé, ils s'élèvent bien et arrivent jusqu'à l'âge adulte avec une apparence de belle constitution; lorsque, arrivé à vingt-sept ans, l'aîné succombe à une phthisie pulmonaire.

Trois ans après, le second meurt, à vingt-deux ans, de la même affection, et le troisième à dix-neuf ans.

Au moment de la mort de ces trois enfants, le père et la mère vivent encore, tous deux sains et vigoureux en apparence; on ne sait à quoi attribuer cette influence tuberculeuse; une enquête sur les parents et les grands parents reste stérile, on ne trouve pas trace de tubercutisation.

Lorsque cinq ans après la mort du troisième enfant, le père est atteint d'une affection cancéreuse de l'estomac.

La mère est aujourd'hui bien portante, malgré ses soixante-treize ans. Mais un quatrième fils, le plus jeune, est déjà atteint d'un ramollissement tuberculeux au sommet du poumon.

DIXIÈME OBSERVATION.

FAMILLE CH...

Le sieur Ch..., ouvrier porcelainier, est, ainsi que sa femme, doué d'une bonne santé. Le père du sieur Ch... est mort d'un cancer à l'estomac. La mère de la femme Ch... est âgée de quatre-vingts ans; on ne trouve rien dans les autres membres de la famille qui puisse faire soupçonner une hérédité tuberculeuse.

Les époux Ch... ont successivement sept enfants, c'est-à-dire qu'ils n'ont jamais eu qu'un seul enfant vivant à la fois. Après la mort d'un enfant la femme Ch... devient enceinte, puis cet enfant succombant, elle redevient enceinte, etc.

Elle perd ainsi six enfants successivement de tubercules pulmonaires et de méningite tuberculeuse; lorsque enfin le septième, qui est une fille, survit et a aujourd'hui seize ans; mais son apparence est chétive; quoique grande, elle est maigre et un peu anémique.

Le sieur Ch... et sa femme vivent encore tous les deux ; le mari a soixante et un ans, et la femme cinquante-huit.

Ce qu'il y a de saisissant dans cette observation, c'est que l'hérédité tuberculeuse transmise par le cancer, saute une génération, du moins jusqu'à ce que le temps puisse me révéler à quelle affection succombera le sieur Ch..., dans la famille duquel s'est trouvé le cancer. Mais six enfants meurent les uns après les autres, frappés par la même affection, sans qu'on puisse découvrir dans la ligne ascendante autre chose que l'affection cancéreuse du grand-père. Cette observation se trouve être parmi les premières de ma pratique médicale, et ce n'est pas une de celles qui m'ont donné le moins de soucis.

ONZIÈME OBSERVATION.

FAMILLE L...

M. L... s'est marié deux fois ; de chaque mariage il a eu une fille.

Sa première femme succombe à une pleuro-pneumonie aiguë. La seconde à une hémorrhagie cérébrale. M. L... meurt à cinquante-sept ans d'un cancer intestinal, avec diathèse cancéreuse des plus prononcées.

L'aînée de ses filles meurt douze ans après son père, d'un cancer frappant l'intestin au même point que son père, vers le cœcum.

La seconde est aujourd'hui sous l'influence de la tuberculisation ; elle a eu déjà deux hémoptysies, et au sommet du poumon droit, il y a matité assez étendue et craquements caractéristiques.

Ce même M. L... avait un frère plus jeune que lui de cinq ans, qui succombe aussi à un cancer frappant le pylore. Sa femme vit encore, âgée aujourd'hui de soixante-douze ans et jouissant d'une bonne santé.

Ils ont eu un fils unique, officier dans l'armée et qui

semble se porter assez bien ; il a quarante-six ans, marié depuis huit ans à une jeune femme dont la famille m'est parfaitement connue, et dans laquelle, je puis le certifier, il n'existe aucune trace de tubercules. Cet officier a eu trois enfants ; les deux premiers ont succombé à une méningite tuberculeuse.

DOUZIÈME OBSERVATION.

FAMILLE D...

M. D... et madame D..., tous deux d'une excellente santé en apparence, ont eu sept enfants ; madame D... douée d'une belle constitution, fraîche, grasse, n'a jamais eu que des coliques hépatiques provoquées par la présence de calculs biliaires. M. D... n'a jamais été malade ; ses digestions étaient quelquefois, disait-il, laborieuses.

Sur ces sept enfants, quatre meurent successivement à des intervalles de cinq, sept et huit ans ; le premier d'une méningite tuberculeuse, les deux autres de phthisie. Le quatrième meurt en Californie ; la cause de sa mort n'a pas été connue. Sur les trois qui vivent encore, le plus jeune est déjà sous l'influence tuberculeuse : il est atteint de bronchite, le sommet du poumon gauche est envahi par les tubercules.

M. D... est mort, il y a deux ans seulement, d'un cancer au pylore.

TREIZIÈME OBSERVATION.

FAMILLE CH...

Cette famille très-nombreuse, mais qui tend à disparaître, habite le périmètre de la Sologne, c'est-à-dire qu'elle subit toutes les influences fâcheuses de la contrée ; c'est dans cette famille qu'on peut suivre aisément, individu par individu, toute la filiation qui existe entre le tubercule et le cancer.

J'ai pu facilement remonter l'ascendance cancéreuse jusqu'au bisaïeul Ch... qui fut soigné par mon père et qui mourut en 1824 d'un cancer à l'estomac, à l'âge de cinquante-neuf ans.

Il eut huit enfants. Les deux plus jeunes moururent l'un à quatorze ans, l'autre à dix-huit ans, de tubercules pulmonaires.

Chez les six enfants qui survécurent, quatre fils et deux filles, on peut suivre la descendance en les indiquant par numéros. Là, le tubercule semble transmis par la branche paternelle, car je n'en ai pas observé dans les lignes maternelles jusqu'à la troisième génération. Mais arrivée à cette génération, cette famille s'allie entre elle, et de cette consanguinité le tubercule apparaît seul.

N° 1. — L'aîné meurt à quarante-neuf ans d'un cancer à l'estomac, comme son père, après avoir eu cinq enfants, dont trois sont morts : l'un de méningite tuberculeuse, les deux autres de tubercules pulmonaires. Les deux autres, encore vivants aujourd'hui, s'allient à leurs cousins germains et, de ce mariage, le tubercule sort d'une manière continue, semblant avoir mission d'éteindre cette famille.

N° 2. — Est une fille qui, mariée, a eu quatre enfants de son mariage. Elle-même meurt de tubercules pulmonaires à trente-sept ans. Des quatre enfants, un seul est survivant, trois sont morts phthisiques.

N° 3. — Est un fils qui meurt à vingt-neuf ans phthisique. De deux enfants qu'il a eus de son mariage, tous deux sont morts de méningite tuberculeuse, l'un à deux ans, l'autre à quinze mois.

N° 4. — Est aujourd'hui âgé de quarante-neuf ans, mais atteint déjà d'un cancer à l'estomac. De cinq enfants qui sont nés de son mariage, deux sont morts tuberculeux, trois survivent aujourd'hui, mariés et ayant déjà perdu des enfants de méningites tuberculeuses.

N° 5. — Mort à cinquante-six ans d'un cancer à l'estomac, a eu trois enfants ; deux sont morts phthisiques, un seul survit, marié aussi à une de ses cousines germaines.

N° 6. — Est une fille âgée de quarante-deux ans, qui a eu deux enfants de son mariage. Chez elle tout fait pressentir une diathèse cancéreuse commençante ; c'est vers l'intestin que semble se porter l'induration cancéreuse ; de ses deux enfants, l'un est mort phthisique à quatorze ans ; l'autre, le plus jeune, est atteint de tubercules pulmonaires.

Tous les enfants qui sont nés de cette consanguinité, dans laquelle le tubercule s'allie au tubercule, tous meurent ou sont morts. Bientôt père, mère et enfants, tous auront disparu.

QUATORZIÈME OBSERVATION.

FAMILLE CH...

Le sieur Ch..., journalier, a été atteint d'un ulcère chronique à la jambe qui semble épuiser l'organisme ; il meurt d'un squirrhe à l'estomac à l'âge de cinquante-neuf ans. La femme Ch... meurt d'une pneumonie à soixante-deux ans.

Ils ont eu trois enfants, deux fils et une fille. L'*aîné* des fils vit encore, quoiqu'il accuse aujourd'hui quelques symptômes annonçant et précédant l'affection organique de l'estomac. Marié et père de trois enfants, il les voit succomber les uns après les autres : l'aîné d'une méningite tuberculeuse, le second d'une entérite chronique avec tubercules mésentériques, le troisième de phthisie pulmonaire.

Le cadet, marié à une femme d'une bonne constitution, a eu six enfants. Les trois premiers succombent dans la première enfance, atteints de méningite tuberculeuse, et le quatrième à sept ans, de tubercules pulmonaires. Il lui reste encore deux enfants qui semblent, jusqu'à présent, se bien porter. Lui-même meurt à quarante-sept ans d'un cancer à l'estomac.

La fille a cinq enfants, elle en perd trois : les deux aînés, l'un à dix-sept mois, de méningite tuberculeuse, l'autre à onze ans, de tubercules pulmonaires, et le plus jeune à trois ans, du carreau.

QUINZIÈME OBSERVATION.

FAMILLE M...

M..., ancien gendarme et d'une bonne santé, a épousé une femme d'une très-forte et très-solide constitution. De leur mariage ils ont eu deux enfants, une fille et un fils.

M... meurt à cinquante-six ans d'un cancer à l'estomac.

Cinq ans après sa mort, son fils, le plus jeune de ses enfants, meurt atteint d'une phthisie pulmonaire.

Six ans après la mort du fils, la fille, âgée de trente-quatre ans, meurt également atteinte d'une phthisie pulmonaire.

La mère vit encore aujourd'hui, âgée de soixante-seize

ans. Dans la famille maternelle, dont je connais parfaitement les parents, il n'y a aucune trace de tubercules. Du
côté paternel, il n'y a pas eu non plus de phthisiques ; mais
la famille, interrogée, m'a répondu que le grand-père avait
succombé à une gastrite. Or, il y a tout lieu de croire que
cette gastrite était un cancer ; car c'est ainsi que le peuple
désigne cette affection.

SEIZIÈME OBSERVATION.

FAMILLE M...

Dans cette famille de M. M..., c'est un frère, prêtre, qui
meurt le premier d'un cancer à l'estomac ; M. M... meurt
dix ans après son frère d'un cancer intestinal, et le père de
M. M... était lui-même mort d'un cancer.

Madame M... vit toujours, est parfaitement portante ; dans
sa famille il n'y a eu ni cancéreux ni tuberculeux. Six enfants sont nés de ce mariage, quatre fils et deux filles.

Les quatre fils se sont consacrés au sacerdoce ; un premier est mort pendant ses études au séminaire, lequel
après des hémoptysies abondantes a succombé à la phthisie.
Des trois autres fils, le plus jeune a eu déjà quelques hémoptysies légères ; il tousse et la respiration est très-obscure
au sommet du poumon droit. Tous trois, très-grands et
élancés, semblent, malgré la coloration de leur teint, être
sous l'influence prochaine d'une tuberculisation.

Des deux filles, l'aînée seulement est mariée ; elle a eu
trois enfants : le premier est mort d'une méningite tuberculeuse.

DIX-SEPTIÈME OBSERVATION,

FAMILLE B...

Le père B..., garde champêtre à M..., est âgé de soixante
douze ans ; malgré son âge avancé, il est toujours vert, vi
goureux et continue son service.

La femme B..., qui est morte à soixante et un ans sans
avoir une apparence maladive, était maigre ; et, dans les
dernières années de sa vie, avant même que n'éclatât le
cancer de l'intestin qui l'a fait mourir, elle dénonçait par
son teint jaune et blême qu'une diathèse cancéreuse se
préparait.

Quatre enfants sont nés de ce mariage, trois filles et un
fils.

Le fils meurt, à vingt-deux ans au régiment, d'une phthisie galopante, ainsi qu'on l'a indiqué dans son extrait mor-
tuaire.

La fille aînée meurt à vingt-sept ans de tubercules pulmonaires.

La fille cadette, d'une apparence assez fraîche, se marie,
elle a eu déjà quatre enfants; les deux premiers sont morts,
le premier de méningite tuberculeuse, le second de tubercules méşentériques. Il lui reste deux enfants, dont l'un n'a
que quinze mois et le dernier deux mois seulement; la
pauvre mère tremble, on le comprend, sur l'existence de
ses deux enfants.

Elle-même, depuis quelque temps, tousse beaucoup et
maigrit ; je n'ai encore rien constaté dans sa position comme
signes physiques; mais tout fait croire que sous peu elle
subira aussi l'influence tuberculeuse.

La plus jeune des filles est d'une médiocre santé.

DIX-HUITIÈME OBSERVATION.

FAMILLE G...

M Gi... atteint l'âge de quatre-vingt-deux ans, dans la plénitude de ses facultés; il meurt d'une apoplexie.

Madame Gi... meurt à soixante-deux ans, d'un cancer à l'estomac. Son père est mort d'une affection semblable.

M. et madame Gi... ont quatre enfants, deux fils et deux filles. La plus jeune des filles meurt à quarante-huit ans d'un cancer à l'estomac. Elle n'a eu qu'un fils qui a succombé à la phthisie.

Le plus jeune des fils de M. Gi... meurt à trente-quatre ans de tubercules pulmonaires. Marié, il a eu quatre enfants; les deux premiers sont morts de méningite tuberculeuse et de tubercules pulmonaires. Les deux autres enfants de M. Gi... sont bien portants, semblant tenir de la ligne paternelle; l'un a cinquante-huit ans, l'autre cinquante-quatre.

Dans cette famille, ainsi qu'on peut le remarquer, le cancer transmet d'une part le cancer, et de l'autre le tubercule. Et dans la troisième génération, le tubercule transmet directement le tubercule. Ainsi, en tout quatre générations, chez lesquelles on peut suivre du doigt la filiation du cancer avec le cancer et avec le tubercule, puisque l'on voit apparaître à la fois l'une et l'autre de ces dégénérescences.

DIX-NEUVIÈME OBSERVATION.

FAMILLE G...

Les époux G... ont cinq enfants de leur mariage ; ces enfants sont remarqués et renommés dans le pays pour leur beauté et leur fraîcheur ; mais, parvenus vers l'âge de quinze ou vingt ans, trois succombent les uns après les autres, atteints de phthisie pulmonaire.

Le père et la mère vivaient encore en apparence bien portants, et dans la recherche des ascendants je n'ai rien rencontré qui se rapportât à la tuberculisation ; mais je me rappelle avoir, quelques années auparavant, traité le père du sieur G... mort d'un cancer aux intestins.

A chaque enfant qui tombe, on appelle un médecin nouveau ; cependant j'ai eu à soigner la première et la dernière des filles.

Ce n'est qu'après la mort des trois premiers enfants que le père mourut à son tour d'un cancer à l'estomac. Deux ans après sa mort, la plus jeune des filles succombe à son tour de phthisie pulmonaire.

Aujourd'hui, l'avant-dernière des filles vit encore, mariée mais ayant perdu un enfant de treize mois, de méningite tuberculeuse. La mère vit aussi âgée de soixante-huit ans, comme pour témoigner que sa lignée est indemne de l'influence qui a pesé sur ses enfants.

VINGTIÈME OBSERVATION.

FAMILLE R...

Le sieur R... et sa femme, bien portants en apparence et ne comptant ni l'un ni l'autre de tuberculeux dans leur famille, perdent tour à tour les trois seuls enfants qu'ils possédèrent, tous trois de méningite tuberculeuse, le premier à quinze mois, le second à vingt-deux mois et le troisième à trois ans.

Tous les médecins de la localité sont appelés, à tour de rôle ou ensemble, à donner des soins à ces enfants ; car, après la mort du premier, les parents sont tentés d'accuser d'impéritie chaque médecin traitant. Et cependant tous s'accordent à reconnaître des tubercules méningiens, sans que rien dans les ascendants ne fasse soupçonner d'où peut venir cette fatale influence.

Ce n'est que vingt ans après la mort du dernier enfant, que se déclara chez le père des symptômes de cancer à l'estomac. Aujourd'hui 16 mars 1869, cet homme se meurt épuisé par les vomissements et l'impossibilité de se nourrir ; une tumeur énorme, bosselée, enveloppe l'estomac en entier.

EXPÉRIMENTATIONS

On pourra nous demander, non sans raison peut-être, quelle importance pour éclairer cette question, nous avons pu attacher à l'inoculation du suc cancéreux chez les animaux? quel rapport nous avons pu chercher, quelle induction nous avons cru pouvoir en tirer, en un mot si nous avons espéré de nos inoculations du cancer voir surgir la tuberculose?

En quelques mots nous dirons : que lorsque nous avons pratiqué ces expérimentations, la question de l'inoculabilité tuberculeuse par M. Villemin était à l'ordre du jour et en pleine discussion académique ; et sans espérer pouvoir jamais trouver un rapport direct entre l'inoculation cancéreuse chez les animaux et la dégénérescence tuberculeuse chez l'homme dont les ascendants étaient cancéreux, nous avons voulu étudier cette question en l'envisageant même à ce point de vue.

Car nous croyons et nous ne sommes pas seul de cet avis, nous croyons, disons-nous, que l'inoculation, eût-elle pour résultat de reproduire des altérations pathologiques analogues à l'affection dont on a tiré le produit d'inoculation, qu'il y a dans l'acte de l'hérédité morbide et par conséquent dans le mode de transmission morbide héréditaire, des actes qui ne ressemblent en rien à ceux qui se passent dans l'évolution des maladies diathésiques; lesquelles se développent avec lenteur dans l'intimité même de l'organisme.

Tandis que par l'inoculation nous pouvons provoquer une sorte d'intoxication organique qui a pour effet de produire un ensemble de désordres dont les symptômes pathologiques peuvent être comparés de près ou de loin à ceux venant de l'affection mère, l'hérédité morbide, au contraire, en traversant une et quelquefois deux générations, a pour effet de se transmettre par des actes qui nous sont complétement inconnus et que nous ne pourrons jamais imiter.

Par l'inoculation d'un virus spécifique ou d'un venin, nous pouvons reproduire et transmettre les mêmes affections spécifiques, ainsi que les désordres aigus propres à l'absorption des venins; mais autre chose est inoculer un produit virulent spécifique ou un venin et autre chose aussi est de tenter par l'inoculation de reproduire une affection dont l'évolution ne doit se faire qu'avec plus ou moins de lenteur dans l'intimité des plasmas et n'arriver à un développement complet que par une succession de périodes, dont les premières peuvent rester longtemps à l'état amorphe, c'est-à-dire tout à fait en dehors de nos sens et de notre conception.

Ainsi donc qu'on peut le voir dans ces diverses expérimentations, je n'ai vraiment réussi à reproduire ni cancer ni tubercule ; mais j'ai provoqué chez ces animaux, avec une série d'actes pathologiques provenant d'une intoxication organique, des produits histologiques ressemblant quelquefois à s'y méprendre à la substance tuberculeuse, mais qu'avec beaucoup d'attention on reconnaît n'être réellement que des abcès multiples plus ou moins avancés ou concrets à leucocytes, répandus dans la séreuse et les vaisseaux lymphatiques.

Chez beaucoup de ces animaux, j'ai retrouvé les caractères de cette terrible affection dont chacun de nous a pu être témoin dans le cours de nos études médicales, lorsqu'un élève venait à être piqué dans les autopsies ou les dissections ; affection connue sous le nom de piqûre anatomique, laquelle produit, avec la phlébite, l'angioleucite, la résorption purulente, les abcès multiples disséminés dans toute l'économie, etc.

Car tout ce que les expérimentateurs ont produit et trouvé à la suite de ces inoculations, peut se résumer ainsi ; et j'ai tout lieu de supposer que ce que l'on a regardé comme production tuberculeuse à la suite de ces opérations, n'étaient vraiment que des sortes de petits abcès miliaires de toute grosseur et de toute forme, depuis la grosseur du grain de millet le plus petit, jusqu'au volume d'une noisette ; ainsi que je les ai rencontrés disséminés dans les poumons, le foie, formant une sorte de tissu granitique.

La preuve de ce que j'avance se trouve confirmée par

les inoculations comparatives que j'ai pratiquées sur
d'autres lapins avec des crachats purulents provenant de
phthisiques et qui m'ont donné les mêmes résultats que
chez ceux chez lesquels j'avais inoculé du suc cancéreux.
Chez ceux-là, comme chez les premiers, j'ai constaté à
peu de chose près les mêmes résultats anatomo-patho-
logiques, c'est-à-dire cette même multiplicité d'abcès à
forme granuleuse ou plutôt tuberculeuse, de consistance
et de volume variable, qu'au début de mes expériences,
j'avais pensé être des tubercules crus.

Virchow, Langenbeck, Weber, Billroth, cherchant à
inoculer directement le cancer chez des chiens, semblent n'avoir pas été plus heureux et n'avoir reproduit
ni cancer ni tubercules, mais seulement des noyaux de
formes et de volumes différents, mais rien qu'on pût assimiler ni à la cellule cancéreuse ni à la texture tuberculeuse.

D'après Virchow, les inoculations cancéreuses pro-
duisirent dans les poumons des noyaux qui avaient une
certaine ressemblance avec la forme spontanée du cancer, comme on le remarque quelquefois chez les chiens.
Langenbeck, dans d'autres expériences, trouva, après
deux mois d'injection pratiquée chez un chien avec du
suc cancéreux provenant d'une tumeur de l'utérus, d'une
part, deux noyaux aplatis dans le poumon gauche, ayant
la grosseur d'une lentille, et de l'autre dans le lobe gauche un noyau de la grosseur d'une fève. L'examen mi-
croscopique fit reconnaître dans ces petites tumeurs des

fibres et des cellules, mais malheureusement les caractères étaient trop peu tranchés pour qu'on puisse être fixé sur la nature de ces productions.

Les expériences de O. Weber, lorsqu'elles sont soumises comme l'a fait Billroth à un examen attentif, ne paraissent pas démontrer davantage la transmission du cancer ou du tubercule de l'homme aux animaux. Le suc cancéreux injecté dans les veines, ne fit découvrir, après quelques jours, que des infarctus des poumons mais sans aucun caractère spécifique.

Enfin, M. Goujon rapporte dans sa thèse le résultat d'une expérience qui me semble conforme en tout à ce qui s'est produit dans les inoculations que j'ai pratiquées ; après avoir placé sous la peau d'un cochon d'Inde une portion du cancer épithélial provenant cependant d'un animal de même espèce, il put observer à l'autopsie, qu'au niveau de la greffe une tumeur du volume d'une amande s'était développée et que tous les viscères étaient enveloppés de petits noyaux plus ou moins durs. Les noyaux étaient-ils des produits cancéreux ou tuberculeux, ou enfin des petits abcès concrets comme tous ceux que j'ai eu à observer? Je laisse cette question à résoudre par de nouvelles expérimentations.

INOCULATIONS PRATIQUÉES SUR DES LAPINS.

Le 27 octobre 1866, j'inocule six lapins avec du pus
provenant d'un cancer fibreux de la face. Les inoculations sont pratiquées à la base des oreilles chez quelques-
uns avec la lancette chargée de pus, chez d'autres, en
introduisant sous la peau une petite boulette d'ouate im-
bibée du même pus.

Le 5 novembre je sacrifie un premier lapin mâle de-
venu très-maigre quelque temps après l'inoculation et
n'ayant jamais, malgré une nourriture abondante, re-
pris son premier embonpoint; le poil est terne, peu
soyeux.

On trouve un semis tuberculeux (1) en chapelet, tout
le long de la courbure de l'estomac, et présentant à leur
centre un point jaune opaque. Le péritoine intestinal
renferme quelques traînées de tubercules de la grosseur
d'un grain de millet.

Les poumons, qui ne remplissent pas exactement la
cage thoracique, offrent une grande quantité de granulations siégeant au-dessous de la plèvre partiellement
soulevée; une coupe faite dans le parenchyme le montre
parsemé de tubercules jaunâtres.

____

(1) Par tubercules, nous entendons cette quantité de petits abcès à forme
tuberculeuse que tout d'abord nous eussions facilement pris pour de vrais
tubercules sans une attention des plus grandes,

Le foie hypertrophié, mais non graisseux, présente à sa surface 4 à 2 tubercules arrondis, dont la coupe laisse apercevoir une aréole inflammatoire.

Une grande quantité de granulations dont le trajet se dessine par des traînées lactescentes sont semées le long des vaisseaux pancréatiques.

Les reins, anémiés, n'offrent aucunes lésions remarquables.

La rate est saine.

Le 20 novembre un des lapins inoculés dont l'amaigrissement augmentait à vue d'œil, est trouvé mort et réduit à l'état de squelette, quoique ayant continué à bien manger, car à l'autopsie l'estomac est trouvé plein d'aliments.

Le semis tuberculeux est plus considérable encore que sur le premier lapin ; ces tubercules s'observent principalement dans la substance du foie et sur la rate.

On remarque encore tout le long de la grande courbure de l'estomac, ce chapelet composé d'une sorte de vésicule grosse comme un gros grain de chènevis au centre de laquelle on remarque encore un corps opaque purulent. Le péritoine renferme quelques traces de tubercules de la grosseur d'un grain de millet.

Toute la différence qu'il y a entre l'autopsie de ce second lapin et le premier, c'est que la présence des tubercules est plus considérable et qu'ils sont ramollis, tandis que dans le premier ils étaient crus et durs.

Le parenchyme du foie en est plein, et dans quelques

points ils forment comme des traînées semi-purulentes.

Le 29 novembre un troisième lapin est sacrifié ; il est très-maigre aussi, un peu moins cependant que les deux premiers. Jusqu'à sa dernière heure il mangeait bien, et ni les uns ni les autres n'avaient de diarrhée.

A l'autopsie on retrouve les mêmes caractères que chez le premier lapin sacrifié ; par conséquent une tuberculisation moins marquée que le second qui est trouvé mort, mais cependant un semis tuberculeux plus étendu que chez les premiers ; les tubercules sont durs et crus. Autour de la grande courbure de l'estomac, on retrouve toujours les mêmes chapelets vésiculeux renfermant un grain opaque semi-purulent. — Ce même jour 29, j'inocule un nouveau lapin avec la substance tuberculeuse prise sur celui-ci.

Le 15 décembre un des derniers lapins inoculés est trouvé mort et très-amaigri. Chez cet animal on rencontre les mêmes désordres, c'est-à-dire l'apparition de petits grains tuberculeux dans les poumons, le foie et la rate ; mais on trouve de plus, dans la séreuse péritonéale, une masse énorme de petits grains d'apparence tuberculeuse, mais réunis en si grande quantité, qu'ils me semblent être d'une nature autre que celle du tubercule. — J'adresse un spécimen de cette altération pathologique à M. Robin. — Ce savant me répond : « Que les petites masses d'un gris jaunâtre sous-péritonéales que je lui ai adressées, ne sont pas des tubercules, mais bien des petits abcès multiples, pleins d'un pus concret, à leucocytes bien déterminés, tels qu'ils se rencontrent souvent chez les rongeurs. »

Les deux lapins restant de cette série sont restés indemnes à l'inoculation.

Le 24 décembre j'inocule six autres lapins ; deux avec du crachat purulent de tuberculeux, puis quatre avec du pus de cancer.

Le 16 février je sacrifie deux lapins ; un de chaque série, c'est-à-dire inoculés l'un avec des crachats purulente de phthisique, l'autre avec du pus de cancéreux.

A l'autopsie de ces deux animaux qui, tous deux présentent un amaigrissement aussi marqué, quoique se nourrissant toujours bien, nous trouvons des altérations pathologiques pour ainsi dire analogues et n'offrant entre elles que très-peu de différence ; si ce n'est que chez le premier animal le semis tuberculeux est plus abondant *dans le foie.*

Le 26 février je sacrifie un second lapin, inoculé avec du pus de cancéreux ; sauf un amaigrissement encore plus marqué que chez les deux premiers, nous trouvons un semis tuberculeux aussi abondant. — Les poumons et le foie sont les organes où on les rencontre en plus grande quantité.

Le 24 mars je sacrifie encore un lapin de chaque série et nous retrouvons cette même analogie d'altérations pathologiques; avec cette différence encore : c'est que chez le lapin inoculé avec du pus cancéreux, le semis tuberculeux est accompagné d'une quantité notable de ces petits abcès concrets multiples à leucocytes déjà remarqués chez les lapins de la première série. Dans plusieurs points ils sont tellement confondus avec les tubercules, qu'il devient difficile de distinguer le véritable tubercule de l'abcès concret. C'est ce que j'avais observé déjà chez un de mes malades atteint à la fois d'une dégénérescence du testicule et de tubercules pulmonaires, ainsi qu'on a pu le voir dans la 4e observation.

Rien, en effet, ne ressemble plus au tubercule que ces petits abcès concrets qui ont à la fois la forme, la grosseur et la couleur du grain de millet, sans compter la résistance qu'ils offrent sous la coupe du scalpel.

Les deux autres lapins de cette série sont restés réfractaires à l'inoculation et paraissent être aujourd'hui pleins de vie et de santé.

En résumé, — par ces inoculations j'ai pu reproduire, chez presque tous les lapins qui y ont été soumis, des altérations pathologiques qui m'ont semblé identiques avec ceux résultant de l'inoculation tuberculeuse. Chez quelques-uns, avec les tubercules, j'ai trouvé, ainsi que je l'ai fait remarquer, les semis tuberculeux mélangés à une multitude de petits abcès concrets, pour ainsi dire métastatiques, ou du moins qui semblaient être le résultat d'une sorte de résorption purulente.

Enfin, ce que je ne dois pas oublier de signaler, c'est que je n'ai jamais, par l'*inoculation cancéreuse* pratiquée chez mes lapins, pu reproduire le *cancer lui-même*.

SECONDE PARTIE

———

CHAPITRE PREMIER

CONSIDÉRATIONS GÉNÉRALES SUR LA DÉGÉNÉRESCENCE TUBERCULEUSE
ISSUE DU CANCER. — BILAN DE LA SCIENCE A CE SUJET.

Cette remarque de la *dégénérescence tuberculeuse du cancer*, qui m'a préoccupé pendant toute ma carrière médicale, a certainement dû être faite par d'autres praticiens ; car si je suis le premier à publier une monographie sur ce sujet, combien d'autres, avant moi, ont dû être frappés par cette coïncidence, et par ces faits trop nombreux et trop fréquents pour peu qu'on y fasse attention.

Mais que de choses passent inaperçues pour ne pas les avoir enregistrées sur l'heure, et que d'observations importantes faites par des praticiens de talent qui ont été à jamais perdues, faute de temps pour les transcrire et les publier.

Cependant je trouve, dans le *Dictionnaire encyclopédique des sciences médicales*, un article très-substantiel sur le carcinome, écrit par le docteur Hénocque, dans lequel je rencontre les passages suivants que je reproduis ici comme note bibliographique de ce qui a été écrit sur ce sujet :

« Quelques auteurs, dit-il, à côté de l'influence héréditaire, ont pensé que le carcinome pourrait être une manifestation résultant de prédispositions diathésiques d'origines variées, plutôt que d'une diathèse spéciale ; c'est ainsi que Hardy et Bazin sont portés à considérer le cancer comme manifestation de l'herpétisme.

» *Par sa fréquence même*, ajoute le docteur Hénocque, *la diathèse tuberculeuse devait être étudiée dans ses rapports avec le carcinome*, et tandis que certains auteurs ont pu croire que les antécédents de la tuberculose avaient quelque importance par rapport au développement du carcinome, d'autres ont cru à l'antagonisme du carcinome et de la tuberculose, c'est-à-dire que les arguments sont peu concluants de part et d'autre. »

Dans le cours de ce travail, je me suis étendu sur les manifestations diathésiques et les origines variées de ces diathèses, aussi n'en parlerai-je point pour le moment ; mais qu'il me soit permis de dire immédiatement un mot sur le sujet dont parle le docteur Hénocque, touchant l'antagonisme du carcinome et de la tuberculose. Ceux qui ont cru voir cet antagonisme sont tombés, nous le croyons, dans une erreur profonde ou plutôt dans une méprise causée justement par cette tendance qu'a la diathèse cancéreuse à dégénérer en tubercules.

En voyant en effet dans les familles chez lesquelles la diathèse cancéreuse domine, surgir fréquemment la diathèse tuberculeuse, puis quelquefois, cette diathèse tuberculeuse s'arrêter pour laisser réapparaître le cancer; on a été porté à supposer qu'il existait réellement entre ces deux affections un antagonisme, et qu'il s'établissait entre elles une sorte de lutte, dans laquelle il arrivait que l'une de ces diathèses devait nécessairement primer l'autre.

Mais une observation plus attentive eût démontré, au contraire, que ce que l'on prenait pour antagonisme n'était autre que cette tendance qu'a la diathèse cancéreuse à se transformer en tubercules; et la preuve de ce non-antagonisme, c'est que l'on rencontre à la fois dans les mêmes familles, soit réunies chez le même sujet, soit chez deux sujets différents, les deux diathèses marchant ensemble ou séparément.

Un grand nombre d'auteurs, ajoute encore M. Hénocque, *ont montré la coïncidence de la tuberculose et du cancer*. J'avoue que ce grand nombre d'auteurs dont il cite le témoignage dans son travail, est loin d'être d'accord sur cette coïncidence ; ou du moins les chiffres statistiques apportés par chacun de ces auteurs sont tellement différents, qu'il m'a semblé difficile de se faire une opinion précise sur ce point. Quoi qu'il en soit, cette statistique établie par ces divers auteurs qui tous ont parlé de cette simple coïncidence à plusieurs points de vue peut-être, est un témoignage trop sérieux, eu égard à l'importance du sujet qui m'occupe, pour que je le laisse passer inaperçu.

Aussi je transcris ici cette statistique en y ajoutant seulement les quelques réflexions que m'ont suggérées mes observations personnelles, comparées avec les faits énoncés :

Frerichs a vu dans le foie la coïncidence de tubercules et de noyaux cancéreux.

Diettrich, sur 150 cas de carcinome, n'a observé qu'une fois la tuberculose.

Ces faits tendraient à démontrer la rareté de la coïncidence ; mais des travaux plus récents prouvent qu'il en est autrement.

Broca a montré que les tuberculeux avaient autant de chances d'être atteints de cancer que les autres individus, mais pas davantage.

D'autre part, suivant C. Moore, on trouverait, sur les cadavres des cancéreux, des traces de phthisie dans la proportion de 34 pour 100.

W. Cooke, au contraire, sur 79 cas de cancer du sein, a noté 31 fois des dispositions à la phthisie.

Sibley a compté 48 fois dans 150 cas les antécédents de phthisie, et sur 20 d'entre ces cas, la phthisie s'est manifestée chez plus d'un parent.

« Pour apprécier la valeur de ces chiffres, il faut tenir compte de la fréquence de la phthisie. Or, pour l'Angle-terre, la moyenne des morts par phthisie est d'environ 6 pour 1000 habitants ; pour le cancer elle est de 2 pour 100 au maximum. Donc pour 1000 cancéreux pris au hasard, il peut y avoir 6 phthisiques, ce qui suppose un nombre relativement plus considérable d'antécédents de phthisie.

» Les données précédentes montreraient ainsi une quantité très-grande de phthisiques chez les cancéreux ; mais des recherches plus étendues de Holden présentent, au contraire, une proportion moins grande de cancer dans les familles qui comptent des phthisiques que dans les autres. Sur 7030 individus au-dessous de quarante ans, il note que 1032 ont eu des antécédents de tuberculose, et 247 ont eu ces antécédents chez 2 ou plusieurs membres de la famille. Parmi ces 1032, on compte 11 cas de cancer, et sur les 7030 réunis, 99. On voit que la quantité relative de morts par le cancer était, de 1,45 pour 100 ; dans le nombre total de 7030 individus, elle n'a été au contraire que de1,06 pour 100 pour les indivtdus à antécédents tuberculeux. Holden ajoute à ces chiffres que sur 55 cas de mort dans 821 familles, il y a eu un seul cas de mort par cancer, 53 par tuberculose ; sur 1000 cas de mort par maladies organiques internes, ayant donné 30 cas de cancer, on n'a trouvé qu'une fois la coïncidence du cancer et de la phthisie, et une seule fois la tuberculose dans la famille des cancéreux.

» Or ces chiffres montreraient que le cancer entre dans 3 pour 100 des cas de mort, ce qui rentre dans la moyenne générale indiquée par Breslau et que nous avons admise. Nous ne croyons pas ces déductions très-rigoureuses, mais elles montrent combien de documents nous manquent, et, dans tous les cas, elles nous mènent à admettre la conclusion de M. Broca. »

On peut voir par ce document de statistisque, combien sont différents, non-seulement les chiffres émis par ces divers observateurs, mais aussi combien est différent le point de vue que j'ai choisi pour étudier cette importante question.

J'ai désiré envisager, il est vrai, la coïncidence du tubercule avec le cancer, mais une fois cette coïncidence admise et reconnue, j'ai voulu démontrer que cette coïncidence est la résultante de la dégénérescence du cancer en tubercules; en un mot que d'une diathèse cancéreuse sortait fréquemment une diathèse tuberculeuse; que le cancer est, sinon, la souche principale de la phthisie, du moins la souche la plus productive; que, d'après mes nombreuses observations, le tubercule, par contre, ne donne jamais directement naissance au cancer, et que lorsqu'on le trouve soit isolé, soit associé au cancer, dans la même famille ou chez le même individu, il est presque toujours facile de se rendre compte de ce fait, en remontant dans l'ascendance, comme quand on suit les filons d'une mine pour en trouver le gisement.

Dans quelques journaux de médecine (*Union médicale*, *Tribune médicale*, *Gazette médicale*) qui, après la lecture de mon mémoire à l'Académie, ont fait un compte rendu de la séance, je trouve les révélations suivantes, qui ne sont pas sans importance pour le sujet qui m'occupe, et que, pour cette raison, je ne saurais passer sous silence.

« Cette idée de l'influence des maladies chroniques et du cancer en particulier, dit **M. A.** Latour (*Union médicale*, 41, 1869), il y a bien longtemps que nous l'avons entendu émettre pour la première fois. Tous les anciens élèves de l'École de médecine de Toulouse doivent se souvenir du professeur de clinique médicale Dubernard, professeur très-original, facétieux (si ce n'est dans les moments très-fréquents où il se prenait de colère noire contre Broussais). Eh bien, ce professeur avait aussi son aphorisme sur la phthisie, et que de fois ne lui avons-nous pas entendu dire : « *La phthisie est la fille pourrie du cancer et de la vérole!* »

» A une époque plus rapprochée, mais bien avant toute publication sur ce sujet, nous nous souvenons encore, ajoute **M. A.** Latour, qu'accompagnant, un matin, dans sa visite d'hôpital, un de nos plus distingués et savants confrères des départements, **M.** le docteur Bourgeois (d'Etampes), il émit devant nous cette pensée : *Le cancer semble devenir plus fréquent dans nos campagnes ; les cancéreux engendrent les phthisiques et la phthisie s'accroît aussi.* »

Ainsi nul doute, cette sorte de métamorphose du cancer, qui s'opère en projetant des germes de phthisie dans les lignées, avait préoccupé plus d'un praticien ;

mais aucun n'avait, croyons-nous, laissé trace de l'impression qu'il en avait reçue, ni formulé le mode de manifestation de ce fait. Cependant Baumès, dans son *Précis des diathèses*, page 379, sans spécifier encore tous les rapports intimes qui existent entre le cancer et le tubercule, signale le cancer comme étant positivement la souche d'une multitude d'affections diathésiques d'une origine commune.

« J'ai remarqué plusieurs fois, dit-il, que dans des familles où il y avait eu des cancéreux, ceux des membres de ces familles qui n'ont pas été affectés de cancer, *ou qui sont morts avant l'âge où le cancer se manifestait chez les parents*, présentaient les traits de la diathèse névrosique au plus haut degré, des douleurs vagues, mobiles, aiguës, des névralgies réitérées, des névroses dans divers viscères, dans les voies gastriques, *dans la poitrine, des toux opiniâtres et douloureuses simulant la phthisie*, beaucoup de vivacité dans les mouvements, une très-grande impressionnabilité, et parfois quelque chose d'étrange dans l'exercice *des facultés intellectuelles*. »

Ce que Baumès avait surtout vu et pressenti, c'était la diathèse cancéreuse produisant dans les lignées, non pas seulement la diathèse tuberculeuse, mais un certain nombre de diathèses holopathiques, qui jetées comme des semences dans l'organisme des générations, devaient fatalement et héréditairement se développer tôt ou tard, demeurant plus ou moins longtemps dans cette sorte de sommeil, auquel **M.** Marchal (de Calvi) a donné le nom de *période amorphe*. Et bien que Baumès ne parle que de symptômes névrosiques simulant la phthisie, il s'étend plus généralement sur toutes ces diathèses névrosiques qui ne sont le plus souvent, suivant moi, que le prélude de ces terribles affections chroniques qui se terminent elles-mêmes presque infailliblement, soit dans le cancer, soit dans la tuberculose.

Car, si téméraire que cela puisse paraître, on pourrait, je pense, achever la pensée de Baumès et continuer l'observation qu'il eût complétée, j'en suis sûr, s'il eût toujours pu suivre la terminaison de toutes ces névroses, et il nous eût appris alors que ceux qui offraient les *traits de la diathèse névrosique au plus haut degré dans les viscères, les voies gastriques, etc.*, avaient trouvé la fin de leur existence, *soit par un cancer développé dans l'abdomen, soit par des tubercules mésentériques;* que pour ceux qui présentaient des *névroses dans la poitrine*, avec toux opiniâtre *simulant la phthisie, une granulation tuberculeuse* avait peu à peu envahi les poumons; et enfin que les derniers chez lesquels on trouvait cette grande impressionnabilité et ce quelque chose d'étrange dans les facultés intellectuelles, ceux-là avaient été frappés d'aliénation mentale ; et que cette aliénation s'était terminée elle-même en *dégénérescence tuberculeuse* ou en *dégénérescence cancéreuse* du système cérébro-spinal.

Voilà ce que Baumès n'eût pas manqué de dire, car voilà ce que *trente années de médecine pratique* m'ont appris ; et lorsqu'aujourd'hui, je me vois en présence de ces diathèses névrosiques à symptômes multiples, portées au plus haut degré, rebelles à toutes médications, contre lesquelles toute la puissance thérapeutique vient échouer, je ne manque pas de m'écrier, plein de désespérance et de tristes pressentiments : *latet anguis in herbâ ;* et en effet comme dernière scène de dénoûment, apportant la lumière à un diagnostic resté longtemps obscur et confus, je ne manque pas de voir apparaître *ou le cancer, ou le tubercule.*

Dans le n° 32 de la *Tribune médicale*, 1869, M. Marchal (de Calvi), si apte dans cette question et dont l'observation pénétrante a été mise en éveil, s'exprime ainsi : « Le fait considérable que signale M. Burdel, et tout l'honneur doit lui en être réservé, m'avait frappé depuis longtemps (comme je suis frappé de l'imminence tuberculeuse dans les lignées diabétiques à la seconde génération). Lugol, le médecin de son temps qui connaissait le mieux le tubercule et la scrofule, et l'un des hommes les plus bienveillants que j'aie jamais rencontrés, était pénétré de l'idée que le tubercule et le cancer sont de la même famille. En 1842 ou 1843, je le priai en même temps que je demandai à Marjolin de m'éclairer au sujet d'une jeune personne qui avait un cancer encéphaloïde de l'extrémité supérieure du tibia. La malade était très-amaigrie et toussait un peu ; on dut rechercher si l'état des poumons n'était pas une contre-indication à l'amputation. A cette occasion, Lugol dit familièrement

que le tubercule et le cancer, « *s'ils ne sont pas frères,
sont pour le moins cousins germains* ». Marjolin le re-
garda fixement, réfléchit un bon moment, et ne dit pas
non.

« La dégénération ou transformation tuberculeuse ne
serait point la seule, en effet, que puisse subir le cancer, ajoute M. Marchal. Il peut de l'ascendant au des-
cendant se ressembler à lui-même, aussi exactement
que possible, par les caractères extérieurs de son produit, et n'être plus lui-même. »

Pour terminer cette note bibliographique, sorte de
résumé de tout ce qui a pu être dit et écrit sur cette
question, il me reste à indiquer que Bayle qui a traité
tout spécialement de la phthisie, et qui en avait admis
six espèces, en avait dénommé une *phthisie cancéreuse ;*
eu égard (disent les auteurs du *Dictionnaire de Nysten*)
aux diverses tumeurs dites *cancer* du poumon, qui donnent lieu quelquefois à des symptômes de phthisie. En-
tendait-il indiquer par là, ainsi que les auteurs veulent
l'interpréter, le développement de noyaux cancéreux
dans le parenchyme des poumons et déterminant, par
les troubles fonctionnels qu'ils apportent dans ces organes, une phthisie pour ainsi dire spéciale et propre
aux produits morbides qui avaient pris naissance dans
les poumons ? Ou bien, avait-il entrevu cette dégénérescence qui fait le sujet de ce travail ? Je ne le suppose
pas, car Valleix lui-même, qui reproduit dans son ouvrage la division de Bayle et de Franck, ajoute : « Les

médecins sont aujourd'hui trop familiers avec la pathologie et l'anatomie pathologique des voies respiratoires, pour qu'il soit nécessaire de faire ressortir tous les défauts de celles-ci : *La phthisie cancéreuse n'est qu'une complication.*

Au moment où je termine ce chapitre, un de mes honorables confrères du département du Cher (le docteur Vigouroux) me communique le passage suivant, tiré de l'article CANCER du *Dictionnaire de médecine et de chirurgie pratiques*, tome XIV, page 242, signé Luton, que je n'avais pas encore lu :

« On a dit enfin qu'elle était (la tuberculose) le résultat de la transformation, sous l'influence de l'âge, de l'une des diathèses que nous venons de nommer (herpétisme, goutte, rhumatisme, scrofule), cette discussion appartient à l'histoire générale du cancer ; tout ce que nous pouvons dire ici, c'est qu'elle n'a pas même pour elle un commencement de démonstration. »

Voilà certes, et on le pensera comme nous, un jugement bien sommaire, rendu, sans autre forme de procès, sur une question capitale, étudiée et traitée par des praticiens de la valeur de M. Pidoux, dont l'existence entière peut se résumer dans l'observation quotidienne de ces faits auxquels on refuse même *un commencement de démonstration.*

Quelle signification donnerons-nous donc à tous ces faits qui se sont passés tant de fois sous les yeux de ces observateurs, dont la vie scientifique, toute de probité, n'a pu être même un instant soupçonnée ? dont la tâche quotidienne a été de noter, depuis plus d'un tiers de siè- cle, chacun des événements pathologiques auxquels ils ont pu assister, enregistrant le pour et le contre avec l'impartialité d'un juge qui ne veut que découvrir la vérité ?

Et plus loin on lit encore : « Le rapport entre le tu- bercule et le cancer ont été envisagés de plus près......

» ..... Une filiation étroite a même été établie entre elles par Burdel (de Vierzon). Mais dans ces termes, que le tubercule émane du cancer et se manifeste dans la des- cendance des cancéreux au même titre que s'il procédait d'ascendants phthisiques..................................

» ..... Mais ces questions échappent encore à tout con- trôle vraiment scientifique, elles ne sauraient être tran— chées par l'arbitraire des statistiques ; et rien ne prouve d'ailleurs que le même individu ne puisse pas être affecté de plusieurs dispositions morbides à la fois (1). »

Oui, cela nous semble juste, cette question a besoin

(1) « Pour ma part, ajoute mon honorable confrère, quand je connus votre travail, il y a plusieurs années, je ne lui fis qu'un seul reproche, c'était d'arriver trop tard et de nous démontrer une vérité incontestable ; voyez combien je me trompais : votre travail, qui avait l'énorme mérite de bien préciser et poser la question, ne reçut que des éloges, seul peut-être je trouvais qu'il ne généralisait pas assez.

» Est-il donc vrai que ces questions, qui me semblaient résolues depuis longtemps, sont encore discutables ? Ce serait un malheur ; votre travail était un degré d'étude de la grande question de l'*hérédité morbide*, question qui me semble très en retard, et que je voudrais voir à l'ordre du jour. Mais, pour y voir clair, il ne faut pas laisser passer de pareilles erreurs. » (Docteur Vigouroux, de Dun-le-Roi, Cher.)

de contrôle; mais si ces questions, ainsi que le dit M. Luton, échappent jusqu'à présent à tout *contrôle scientifique*, elles n'échappent pas au *contrôle clinique* que nous avons appelé depuis si longtemps et que nous appelons chaque jour de toutes nos forces. Car nous faisons une très-grande distinction entre ce que l'on nomme le *contrôle scientifique* qui s'établit le plus souvent dans le cabinet avec le concours de ce que peut fournir une bibliothèque, et le *contrôle clinique* qui ne s'établit sérieusement, non pas même à l'hôpital, qui n'est peuplé que de malades nomades qui passent rapidement devant nos yeux et dont on ne connaît jamais les antécédents exacts, mais *dans les familles*. Et à la condition encore, que par notre probité et notre valeur pratique, nous aurons pu, pendant notre vie médicale, être admis à l'intimité du foyer. Voilà où le contrôle clinique peut s'établir, et c'est de lui seul que peut émaner un jugement sérieux et irrévocable.

Nous comprenons que lorsque l'on parle du contrôle scientifique établi simplement dans le cabinet et dans les hôpitaux, on émette des doutes comme ceux-ci, et que l'on dise : « *rien ne prouve d'ailleurs que le même individu ne puisse être affecté de plusieurs dispositions morbides à la fois.* »

Mais alors nous répondrons : Si vous doutez de la véracité des hommes honorables qui ont pu voir, pourquoi ne vous mettez-vous dans les conditions qui vous fassent voir ce que les autres ont vu ? Et alors si vous ne voyez pas, c'est qu'il faut désespérer de la bonne foi des hommes de science, ou s'écrier avec le roi psalmiste : *Oculos habent et non videbunt.*

Moins que tout autre, nous nierons cette possibilité que peut avoir un individu d'être affecté de plusieurs dispositions morbides à la fois ; puisque nous-mêmes avons recueilli parmi nos observations plusieurs faits dans lesquels nous avons pu constater, marchant à la fois, ou isolément, ou l'un après l'autre, le cancer et le tubercule.

Hier encore, je fus consulté par une jeune femme des environs de Vierzon, atteinte d'une tumeur cancéreuse au sein droit, laquelle offrait le volume d'un œuf de poule avec ganglions au fond de l'aisselle, et j'allais lui proposer l'ablation de cette tumeur, lorsque, l'entendant tousser, j'eus la précaution d'écouter la poitrine et que je découvris des râles bulleux abondants avec gargouillements au sommet du poumon gauche. Je suspendis le conseil que j'allais lui donner, et m'informant des antécédents de sa famille (car elle m'était inconnue), j'appris que son père était mort d'une affection de l'estomac, qu'elle nommait une gastrite, et que j'ai tout lieu de supposer être un carcinome de cet organe, car gastrite est le nom que le monde donne aux carcinomes de l'estomac.

Bref, voilà deux affections hétéroplastiques regardées comme de natures différentes, qui cependant marchent et se développent ensemble.

Mais encore une fois, bien que ce contrôle soit pour un certain nombre de praticiens un acte pour ainsi dire de surérogation, puisque pour quelques-uns nous semblons avoir démontré une vérité incontestable, nous nous efforcerons néanmoins de renouveler notre pressant appel, disant aux jeunes praticiens : observez et notez avec une scrupuleuse attention tous les faits de ce genre qui se révèleront à vous, car vous n'en aurez la solution définitive qu'après bien des années.

A ceux au contraire qui ont vieilli dans la carrière, nous disons : fouillez dans vos souvenirs, revenez un peu sur vos pas, et vous qui sans doute avez assisté dans leurs dernières maladies quelques-uns des aïeux de ces enfants ou petits-enfants qui succombent aujourd'hui à la tuberculose, en vous rappelant à quelle affection ces aïeux ont succombé, voyez si vous n'avez pas devant vos yeux la conséquence de cette loi nosologique que j'invoque aujourd'hui. Et malgré tout, notez avec soin ce qui se passe actuellement sous vos yeux, afin que pour vous aussi, l'avenir, en apportant sa lumière, dissipe vos doutes et vous aide autant par vos soins que par vos conseils à anéantir cette diathèse funeste.

CHAPITRE II

Apporter la preuve de la parenté du cancer avec le tubercule, ou plutôt démontrer la dégénérescence héréditaire du premier dans le second, c'est proclamer implicitement (ce qui, du reste, ne fait aujourd'hui doute pour aucun) que le *cancer* ainsi que le *tubercule* sont tous deux héréditaires. Les nombreuses observations qui composent mon mémoire, le prouveraient trop surabondamment, s'il en était besoin, pour qu'il me soit utile d'insister sur ce point.

Mais si aujourd'hui, cette première question de l'hérédité est admise sans conteste, il n'en saurait être de même de cette autre : *Le tubercule est-il transmis par le cancer ?*

Ce n'est donc plus assez de dire que le cancer transmet le cancer ; je dis, et cela en apportant un nombre considérable de faits : Le *cancer* transmet encore plus souvent le *tubercule*, qu'il ne se reproduit lui-même.

Serait-ce en vertu des lois de la dégénérescence que le cancer se transformerait ainsi en tubercule dans les lignes qui se suivent? ou bien, ainsi que l'objection en a été faite à l'Académie de médecine par un membre distingué de cette compagnie : Ce tubercule transmis par le cancer ne serait-il pas le cancer lui-même pris pour le tubercule et choisissant pour siége de ses évolutions l'un des éléments anatomiques du poumon ?

— Cette objection qui nous a été posée ainsi, nous nous la sommes faite bien souvent aussi dans le cours de ce travail ; car pendant combien de temps ai-je voulu douter de ce qui se passait sous mes yeux, hésitant encore à me rendre à l'évidence, malgré taut de faits amoncelés chaque année ! Que de fois, à l'exemple de M. Pidoux, travaillant à la nouvelle doctrine de la phthisie et pour l'édification de laquelle il apportait en témoignage tant de faits qu'il hésitait cependant à proclamer ; que de fois, dis-je, je me suis arrêté aussi, surpris par le doute, malgré le nombre des observations qui s'amassaient devant moi. Alors j'abandonnais mes travaux pendant un certain temps ; puis je les reprenais, ramené malgré moi à la vérité par des témoignages irrésistibles.

Mais, pour répondre à l'objection qui m'a été faite, il suffit de jeter un coup d'œil sur les produits pathologiques issus du cancer, de les étudier au point de vue histologique, et de les comparer avec ceux pris chez des phthisiques dont l'ascendance en ligne directe a été aussi la phthisie.

Eh bien ! je déclare qu'étudiés à ce point de vue, ces produits, soit que je les aie recueillis dans les poumons ou le mésentère, soit que je les aie pris isolés, réunis en masse, ou répandus dans les tissus sous forme de granulations, ces produits, dis-je, m'ont semblé offrir la même composition et posséder les mêmes éléments histologiques. Pour ma part, je les ai trouvés des deux côtés formés de corpuscules, de matière amorphe, de cytoblastion, etc.

En présence donc de cet examen anatomo-pathologique, l'objection s'anéantit et s'écroule, jetant au contraire une lumière plus éclatante sur les faits énoncés. J'ajoute même que, lorsque cette question sera étudiée histologiquement à ce nouveau point de vue par des savants, ils démontreront, avant peu, les rapports intimes qui existent entre les éléments cancéreux et les éléments tuberculeux, rapports qui avaient peut-être échappé jusqu'à ce jour à leur investigation. Dans quelques-unes des observations (n° 3, 23 et 24) il nous a été donné de voir ces deux néoplasmes tellement fondus ensemble, qu'il nous était difficile de dire : ceci est le cancer, cela est le tubercule.

Ce que l'on peut dire, c'est que le plus généralement le cancer ne se présente pas toujours dans les lignées en conservant sa nature propre; que les éléments qui établissent la spécificité anatomique du cancer ne sont ni autonomes ni immutables; que la cellule cancéreuse dégénère, non-seulement par elle-même, en cellules fibroplastiques, en cellules tuberculeuses à travers les générations, mais qu'elle dégénère et s'épuise quelquefois

en vertu même des croisements qui changent leurs plasmas communs en même temps que leurs formes.

Est-ce que l'herpétisme qui semble cependant, à la
première vue, n'avoir rien de commun par ses éléments,
avec le cancer et le tubercule, n'est par lui-même dans
bien des cas la source et l'initium de l'un ou de l'autre?
Ce qui explique pourquoi l'on voit chaque jour l'herpétisme chronique se terminer dans le cancer ou le tubercule. Et cependant je ne vois pas que, jusqu'à présent, on
ait rencontré, dans les plasmas de l'herpès ou dans ses
produits, rien d'analogue à l'un des deux. Aussi croyons-
nous que, sous ce rapport, l'histologie est loin d'avoir
dit son dernier mot.

On a pu, avec beaucoup de raison, comparer l'herpès
avec le cancer, et les placer au premier rang des maladies
parasitiques ; mais il ne faut pas oublier que justement,
comme tous les parasites, ces deux maladies peuvent pro-
eter dans les générations des germes, des éléments possédant une autre forme et une autre structure, et créant
par conséquent d'autres genres et d'autres variétés du
même parasite.

C'est ce que M. Pidoux a si bien fait saisir dans son
langage imagé, lorsqu'il dit que les maladies chroniques
marchent de l'extérieur à l'intérieur : Cela est aussi vrai
histologiquement que topographiquement, ajoute-t-il ;
quoique toutes soient constitutionnelles et héréditaires,
leurs manifestations n'affectent d'abord que des tissus
ou des systèmes spéciaux, le sanguin, le lymphatique, le

nerveux ; elles sont donc superficielles et mobiles, fécondes en fluxions, en spasmes, en douleurs. S'enracinant peu à peu plus profondément, elles deviennent viscérales et attaquent des tissus et des éléments organiques plus généraux et plus essentiels ; puis elles finissent par altérer les bases de l'économie animale ; et comme au fur et à mesure qu'elles descendent dans la couche plus fondamentale de l'organisation, elles en débilitent davantage les forces vives, leurs produits se signalent par deux caractères funestes.

1° Ils deviennent de plus en plus parasitiques, ou de plus en plus étrangers à la constitution normale du système organique.

2° Ils ont une tendance de plus en plus grande à se multiplier et à s'assimiler les éléments restés sains. A un certain degré variable, suivant les résistances individuelles, cette assimilation est la mort.

Ainsi, les maladies chroniques et relativement saines préparent le terrain à des maladies plus malsaines, celles-ci à des maladies funestes qu'on nomme organiques, parce qu'enfin elles ruinent la base de l'organisation. Plus que jamais, je me crois donc autorisé à avancer que le tubercule issu du cancer est bien le vrai tubercule, celui que chacun connaît et que malheureusement nous rencontrons à chaque pas.

Depuis que la structure anatomo-pathologique du tubercule a été reconnue, on l'a certainement étudié avec le plus grand soin et avec les plus minutieux détails,

dans toutes ses évolutions, ses phases, ses périodes, etc.
On l'a suivi dans tous les organes et les tissus où il s'est
répandu ; mais, quant à ses origines diverses, quant aux
sources phymogénétiques qui le produisent, je ne vois
guère que M. Pidoux qui, dans le travail que j'ai déjà
cité, se soit étendu sur ces recherches et qui l'ait démontré, au moins d'une manière générale. « On peut dire,
ajoute-t-il encore, dans un sens plus commun et plus
large, que *beaucoup de maladies constitutionnelles*, que
toutes mêmes sont susceptibles d'aller *se terminer dans
la tuberculisation pulmonaire* et y vont en effet : D'ou résulte, *un double mode de propagation héréditaire*, l'un
direct, l'autre indirect : le premier, de la phthisie par
elle-même ; le second, *de la phthisie par d'autres maladies très-différentes*, qui préparent sa formation, et dont,
ainsi que je le disais tout à l'heure, elle devient comme
la *scorie*, plus *ou moins organisée ;* ce qui induit à voir
en elles, *un des modes d'extinction* les plus communs des
familles et des générations. »

L'autorité de M. Pidoux ne fait que corroborer, si je
puis m'exprimer ainsi, les faits si nombreux qui se sont
passés sous mes yeux ainsi que l'interprétation que je
leur ai donnée; ce qui m'a permis d'établir sous ce rapport une sorte de classification dans laquelle se trouvent rangées les affections constitutionnelles et organiques, desquelles j'ai vu le plus souvent sortir le tubercule.

1° En premier lieu, et primant tous les autres, j'ai placé
le *cancer*.

2° Ensuite vient l'*herpétisme chronique* dans presque toutes ses formes.

3° La *diathèse arthritique.*

4° Enfin grand nombre de *diabètes.*

L'on conçoit dès lors que, quelle que soit l'origine de ces tubercules et le berceau dont ils ont pu sortir, ils ne doivent en aucune façon différer du tubercule connu anatomiquement et histologiquement, attendu qu'ils ne font qu'un avec celui-là.

Je pourrais sans doute sembler téméraire et m'avancer trop hardiment dans cette question ; mais à mesure que je l'étudie, la lumière se fait tellement nette et claire à mes yeux, qu'aujourd'hui je me sens pour ainsi dire le droit d'affirmer (ce que je n'aurais osé faire il y a quelques années, alors que je réunissais tous les matériaux de ce travail), je me sens, dis-je, en droit d'affirmer que rien n'est plus vrai que la proposition de M. Pidoux, disant que le tubercule est le *caput mortum* de beaucoup d'affections chroniques : Ajoutant que nous devons reconnaître que le cancer est son ancêtre le plus commun et le plus prolifère.

Que c'est de lui que sort toute cette lignée de phthisiques qui eux aussi à leur tour procréent, par hérédité directe, d'autres phthisiques, jusqu'à extinction de la lignée ou sa renaissance par le mariage et les croisements.

C'est à tort qu'on s'étonne de voir tant de tuberculeux, dont l'affection ne semble acquise, ni par des causes extérieures, ni par des causes internes transformées, dont l'origine, la constitution, tout en un mot dans leur nature est anti-tuberculeux, chez lesquels par conséquent, rien n'autorise l'idée d'une diathèse et qui pourtant deviennent tuberculeux !

C'est pour s'en être trop souvent rapporté à l'apparence florissante des fonctions spéciales, respiration, circulation, etc., qu'on s'est laissé fréquemment tromper. Que d'individus, qui naissant avec les attributs de la force et une grande énergie des fonctions, chez lesquels cependant, les fonctions du germe ou du blastème fondamental sont essentiellement frappés d'impuissance et depuis longtemps destinés à s'inoculer tout à coup dans le cancer ou le tubercule !

Ces cas sont très-communs et la tuberculose est une des dégénérescences qui nous les fait voir le plus fréquemment. Ce qu'on nomme diathèse n'a pas toujours et nécessairement des signes extérieurs. Le plus souvent, ainsi que nous le démontrerons dans un instant, ces signes n'existent pas, les fonctions des germes, longtemps à l'état amorphe, restent pendant longtemps latentes, c'est leur mode propre ; il ne faut donc pas les confondre, ainsi que le dit M. Pidoux, avec la dyscrasie et les altérations générales confirmées et déjà appréciables par ses symptômes : tout est là.

CHAPITRE III

Le cancer, tissu hétéromorphe, tissu parasitique par
excellence, qui s'implante dans l'organisme où il s'assi-
mile peu à peu les parties saines, jusqu'à ce qu'il tombe
lui-même, après avoir épuisé le terrain dans lequel il a
élu domicile, a plusieurs modes d'existence ou périodes
très-distinctes.

L'une, à laquelle M. Marchal (de Calvi) a donné le nom
de période amorphe.

L'autre, qui est la période de développement.

Par période amorphe, on doit entendre ce laps de
temps pendant lequel la germination cancéreuse, jetée
dans l'organisme par la génération, reste latente et
comme endormie, n'occasionnant ni troubles ni désordres apparents jusqu'au moment où elle se développe
pour apparaître dans les organes.

Le cancer n'est pas le seul néoplasme possédant une
période amorphe; le tubercule, qui succède au tubercule, l'herpès et quelques autres affections héréditaires
ont aussi une période amorphe.

Ainsi, par exemple : une femme meurt d'un cancer ou de phthisie pulmonaire ; sa fille vit jusqu'à l'âge de trente-cinq ans sans offrir aucun signe de ces affections, lorsque, à cet âge, apparaît le cancer ou la phthisie.

Il est de toute évidence que cette fille était cancéreuse ou tuberculeuse en naissant, et qu'elle l'a été pendant trente-cinq années sans paraître avoir ni cancer ni tubercules. Elle avait cependant en elle tout ce qu'il fallait pour faire un cancer ou des tubercules. Ce temps pendant lequel une diathèse subsiste sans réaliser ses produits est, ajoute M. Marchal (de Calvi), ce que je propose d'appeler la *période amorphe des diathèses*.

Cette période amorphe, ainsi qu'on le voit, a le plus souvent une longue durée, mais il est des cas dans lesquels cette période est bien plus longue encore.

Ainsi, comme autre exemple, qui n'a été à même de constater (et j'en ai cité bon nombre de faits dans ce mémoire) que cette période amorphe peut exister, non-seulement chez le père ou la mère pendant soixante-dix ou quatre-vingts ans, tandis que chez leurs enfants, cette période est d'une durée très-variable ; mais encore que cette période amorphe traverse quelquefois une génération tout entière pour n'apparaître que dans la génération suivante, c'est-à-dire qu'entre le grand-père et la petite-fille, il existe une génération indemne de la diathèse et qui n'a servi que de facteur pour transmettre l'hérédité diathésique.

Mais entre cette période amorphe et celle dite de développement, on en observe quelquefois une autre tout à fait intermédiaire, à laquelle j'ai donné le nom de *période larvée diathésique.*

C'est cette époque qui précède la manifestation de la diathèse, c'est-à-dire le temps pendant lequel commence à se développer l'un de ces néoplasmes, cancer ou tubercule. A ce moment, l'organisme est troublé plus ou moins profondément dans son état général, on n'observe encore rien de localisé ; mais l'on sent que sous cette perturbation, un orage organique se prépare en grondant sourdement, sans qu'on sache ni comment, ni quand il doit se manifester.

Que d'affections considérées pendant longtemps comme de simples névroses, en face desquelles le médecin reste longtemps incertain, ne sachant quel nom il doit donner à ces sortes d'affections dont les symptômes protéiques et multiples laissent son jugement indécis et qui ne sont que le *réveil de la période larvée* de ces diathèses !

Cancéreux ou tuberculeux, que de névrosismes, d'hypocondries, de mélancolies, qui n'étaient en résumé que l'apparition de cette période larvée.

Ce n'est donc pas sans raison que M. Marchal (de Calvi) pose cette question sous cette forme : Existe-t-il une aliénation mentale holopathique, se rattachant à la tuberculose ?

Et il répond à cette question en disant : Je trouve dans mes notes la mention suivante, à la date de 1847 :

« Mme D... était folle depuis environ six mois, lorsqu'elle commença à tousser et à maigrir ; puis les symptômes caractéristiques de la phthisie survinrent, et à mesure que l'affection pulmonaire fit des progrès, la raison se rétablit. La mort la trouva en pleine lucidité d'esprit. C'est du reste un fait connu en psychiatrie que la tuberculose peut substituer l'aliénation mentale, et réciproquement. »

Étant donnée une aliénation mentale substituée par une tuberculisation pulmonaire ou une diathèse cancéreuse, déterminer la nature de la première :

Tel serait le problème, ajoute-t-il.

On est conduit naturellement à penser que l'une et l'autre manifestation, l'affection psycho-cérébrale et l'affection pulmonaire, sont contenues dans la même unité morbide ; en d'autres termes, que l'aliénation mentale était tuberculeuse comme l'affection pulmonaire.

Est-ce à dire qu'il y eût des tubercules dans le cerveau ou autour du cerveau ?

Non, car il faudrait supposer que les tubercules cérébraux ou péri-cérébraux se seraient résorbés. Mais la vérité, c'est que cette folie holopathique n'était autre que le *réveil de cette période larvée diathésique* dont je viens de parler, c'est-à-dire la fermentation des troubles organiques avant la manifestation de la diathèse.

Parmi les observations que je possède et qui se rapportent à ce fait, j'extrais les deux suivantes, comme caractérisant de la manière la plus nette cette période larvée :

En 1844, à l'époque où je venais de débuter dans la carrière médicale, je fus appelé en consultation avec un de mes confrères, déjà vieux praticien, afin de voir M. P..., âgé de quarante-deux ans, dont la santé à peine altérée en apparence causait cependant de vives inquiétudes à sa famille.

Regardé comme hypochondriaque par son médecin, M. P... offrait en effet les symptômes par lesquels on a voulu caractériser cette affection, c'est-à-dire qu'il était morose, d'une humeur noire et chagrine, et qu'il semblait exagérer comme à dessein tous les malaises qu'il éprouvait.

Si j'avais été vieux praticien, plus éclairé par l'expérience, j'aurais émis des doutes sur la nature de tous ces symptômes, mais alors le mot hypochondrie était pour nous le synonyme de maladie imaginaire, ou du moins de troubles nerveux sans gravité ; aussi, je dus me conformer à l'opinion de mon confrère et ne voir dans cet état qu'une hypochondrie.

Que de fois, en interrogeant M. P..., je me suis représenté être en face de notre maître Rostan, alors qu'il nous faisait procéder à l'interrogatoire du malade, afin d'habituer ses élèves à établir un diagnostic. Et alors je me figurais l'entendre, de sa voix railleuse et spirituelle, nous dire en jouissant de notre confusion, lorsqu'après avoir interrogé, ausculté et percuté le malade atteint d'une névrose par exemple, nous ne trouvions aucun organe de lésé : « Allons, messieurs, voilà un malade qui n'a pas de maladie. »

M. P... avait conservé de l'appétit, quoique inégal et capricieux ; la circulation et la respiration semblaient normales ; le pouls était parfois calme et parfois élevé. Mais ce dont M. P... se plaignait le plus, c'était d'éprouver dans la région abdominale des douleurs tantôt brûlantes comme si on lui injectait de l'eau bouillante dans le ventre, tantôt au contraire il lui semblait ressentir un refroidissement glacial dans cette même région.

Aussi, après nous être arrêtés sur le diagnostic *hypochondrie*, nous conseillâmes comme traitement la distraction, les bains et toute la série des antispasmodiques en usage.

Cet état dura dix mois, pendant lesquels M. P... alla demander à Paris une consultation au professeur Chomel, lequel diagnostiqua de son côté une *dyspepsie avec névrose lombo-abdominale*.

Bref, après plus de deux ans de souffrances qui devinrent de plus en plus intolérables, M. P... maigrit, cessa de prendre une nourriture suffisante ; puis survinrent des vomissements, d'abord éloignés, se répétant de plus en plus, consistant en matières alimentaires non digérées, accompagnés de mucus filant sans odeur, et enfin se caractérisant par leur couleur chocolat, marc de café et mélaniques. Au fur et à mesure que M. P... maigrit davantage, on put constater la présence d'une tumeur bosselée existant vers le creux épigastrique et s'étendant vers l'hypochondre droit.

La diathèse cancéreuse était confirmée, la cachexie établie : M. P... mourut d'un carcinome occupant le duodénum et une petite portion du jéjunum.

Ce ne fut que plus tard que j'appris que la mère de M. P... était morte d'un cancer à l'utérus, et en continuant à donner mes soins à la famille, je pus constater la dégénérescence tuberculeuse transmise par hérédité ; car, huit ans après, mademoiselle P..., sa fille unique, mourait atteinte de phthisie pulmonaire, à l'âge de vingt-neuf ans.

Ainsi, cette affection caractérisée d'hypochondrie, de dyspepsie avec névrose lombo-abdominale, n'était en réalité que la période larvée, ou pour mieux dire, que *le réveil de la diathèse cancéreuse*, laquelle, d'amorphe qu'elle était, commençait à opérer sa transformation.

L'observation qui suit se rapporte à une diathèse tuberculeuse dans cette même période.

Dans cette seconde observation, il s'agit de mademoiselle L..., âgée de trente-deux ans, dont le père ne mourut d'un cancer encéphaloïde du rectum que quinze ans plus tard. Mademoiselle L... fut atteinte, en 1847, d'une hyperesthésie extraordinaire, d'une sensibilité extrême ; on ne pouvait toucher la peau de ses bras et de la région antérieure de la poitrine et du ventre sans provoquer des spasmes ; aussi, portait-elle sur ces régions une quantité de fourrures.

L'auscultation et la percussion ne révélaient rien d'anormal du côté du cœur et des poumons. Une insomnie que rien ne pouvait vaincre et qui épuisait la malade était le symptôme le plus saillant d'une affection que je ne pouvais parvenir à caractériser. La malade mangeait peu, mais les fonctions digestives étaient régulières.

Après huit mois de cet état, les époques menstruelles disparurent, la malade fut prise d'une toux sèche et opiniâtre, la peau devint brûlante, âcre au toucher, elle maigrit, et cinq mois après l'établissement de ces derniers symptômes, une hémoptysie se déclara, la respiration devint obscure et sourde au sommet des poumons, et enfin une granulation tuberculeuse envahissant les deux poumons mit fin à ses jours.

CHAPITRE IV

« Le cancer déterminant la dégénérescence tuberculeuse, a dit un des membres de l'Académie après la lecture du rapport de la commission, cela est bientôt dit. Mais, parmi toutes les espèces de cancer qui existent et que l'on peut considérer comme faisant fréquemment souche de tubercules, n'y a-t-il pas une forme histologique particulière et pour ainsi dire plus spéciale à produire cet état? Et, parmi les organes affectés, n'y en a-t-il pas non plus, de plus aptes à provoquer cette dégénérescence? »

Mes recherches jusqu'à présent, je dois l'avouer, ont été stériles pour éclairer cette question; tout d'abord, je crus que la forme encéphaloïde possédait cette sorte de spécificité ; puis, que c'était au carcinome de l'estomac que l'on devait attribuer le plus grand nombre de ces dégénérescences. Mais plus tard, à mesure que j'accumulais mes observations, je dus reconnaître que la forme fibreuse est au moins aussi prolifère de tubercules que la forme encéphaloïde, et le carcinome de l'utérus, du sein ou de la face, autant que celui de l'estomac.

En indiquant, ainsi que je l'ai cru d'abord, que c'est du cancer du tube digestif qu'on voit sortir le plus souvent la phymogénèse, j'aurais commis une erreur ; attendu qu'il ne faut pas oublier que le cancer affecte bien plus fréquemment les organes abdominaux que les autres parties de l'organisme.

Voici, d'après M. d'Espine et Virchow, des tableaux indiquant par degrés la fréquence du cancer dans les divers organes :

M. D'ESPINE.		VIRCHOW.	
Estomac	45 %	Estomac	54,9 %
Utérus	15	Utérus	18,5
Foie	12	Intestin et rectum	8,5
Sein	8,5	Foie	7,5
Intestin	8,5	Visage, lèvres	4,9
Rectum	0,5	Sein	4,3

Il est évident que, puisque le tube digestif est le plus souvent affecté de carcinome, l'hérédité cancéreuse ou tuberculeuse partant de ce point devra être plus fréquente, mais il est de toute évidence aussi que la dégénérescence héréditaire qui part d'un cancer utérin se transmet avec presque autant de certitude que lorsqu'il affecte les organes abdominaux.

Ce qu'il nous est permis d'avancer aujourd'hui, au sujet de l'espèce cancéreuse qui détermine la dégénérescence tuberculeuse, c'est que cette sorte d'attribution reviendrait selon nous au carcinome en général et qu'il nous a été difficile de pouvoir distinguer la forme et l'espèce, parce qu'en résumé la forme cancéreuse quelle qu'elle soit, du moment où elle établit une diathèse dans l'organisme, suffit à projeter la phymogénèse dans la descendance. Il en est de même pour toutes les affections chroniques dont nous avons parlé, telle que l'herpétisme chronique, l'arthrite, etc., lorsqu'elles laissent fréquemment dans la descendance de leurs races, cette tendance à la dégénérescence tuberculeuse.

Vouloir aller au delà aujourd'hui, nous paraîtrait téméraire et ne serait appuyé sur rien de certain. Ainsi que je l'ai dit déjà, nous voulons espérer que ce travail si incomplet qu'il soit servira d'appel aux savants histologistes, et que par leur concours, la science, en se trouvant en face de cet horizon nouveau, pourra fournir à nos observations un degré de certitude beaucoup plus grand encore.

CHAPITRE V

———

VINGT ET UNIÈME OBSERVATION.

FAMILLE CAG...

Madame Cag..., que j'ai opérée d'un cancer au sein en
1854, à l'âge de soixante-douze ans, a vécu encore six ans
après, emportée à l'âge de soixante-dix-huit ans par la reproduction du cancer (cancer encéphaloïde) qui envahit
alors toute la partie gauche du thorax. Cette dame avait
toujours, jusqu'à l'époque où le cancer se révéla, joui
d'une excellente santé. Son mari M. C... a vécu jusqu'à
quatre-vingt-quatre ans sans avoir été malade ; d'une santé
et d'une gaieté qui faisaient le bonheur de son quartier, il
succomba à une hémorrhagie cérébrale.

Une fille unique sortit de ce mariage, laquelle fut mariée
à M. L..., négociant, qui mourut à soixante-quatre ans,
atteint d'un catarrhe pulmonaire chronique. De cette union
naquirent deux enfants, un fils et une fille, tous les deux
mariés aujourd'hui.

Madame L..., après avoir été atteinte depuis plus de vingt
ans d'une diathèse névrosique intense, siégeant vers la région épigastrique, pour laquelle elle consulta Trousseau,

Cruveilhier, etc., névrose qui pendant tant de temps resta obscure et confuse; madame L... est atteinte aujourd'hui de tubercules pulmonaires envahissant tout le sommet du poumon gauche; une matité et une absence de tous bruits respiratoires résident au sommet du poumon droit. Le poumon gauche est arrivé à la période de ramollissement, la fièvre hectique domine, les crachats sont purulents, etc. ; enfin cette dame me semble arrivée à une fin prochaine (janvier 1872).

Sa fille, mariée à M. P..., n'a pas eu d'enfants; j'ai même constaté chez elle une conformation vicieuse du col de l'utérus, lequel, je crois, rend parfaitement compte de sa stérilité. Le col de l'utérus est allongé en forme de doigt, occupant presque tout le vagin, de la grosseur d'un index, ce col a au moins 10 centimètres de long; mais aujourd'hui madame P..., âgée de quarante-deux ans, est atteinte d'une hypertrophie du sein gauche, caractérisée par plusieurs célébrités médicales de Paris, par les uns de tumeurs adénoïdes, par d'autres de tumeurs fibro-plastiques.

Le fils de madame L..., âgé aujourd'hui de trente-huit ans, est d'une santé des plus délicates, a deux enfants; l'aîné a failli être emporté à l'âge de deux ans à la suite d'une méningite très-grave, avec convulsions, hémiplégie, etc., lesquelles ont laissé à cet enfant un strabisme très-prononcé et une chorée chronique qui date aujourd'hui de six ans déjà.

Cette observation me semble une des plus intéressantes et des plus complètes de ce mémoire; car elle montre une fois de plus toute cette continuité, toute cette liaison héréditaire que j'ai signalée existant entre le cancer et le tubercule.

Sur cette même souche, on voit le tronc principal représenté par la bisaïeule, qui donne le cancer ; puis de ce tronc part une branche unique directe qui dégénère en tubercules ; cette branche directe se bifurque en deux rameaux, dans l'un desquels on voit se reproduire le cancer, qui ainsi que cela se remarque souvent saute une génération ; et enfin dans le second rameau on voit poindre la tuberculose.

Ce qu'il est important de remarquer encore dans cette observation, c'est cette diathèse névrosique se développant et persistant pendant dix ou quinze ans, laissant au diagnostic une obscurité que les années seules ont pu éclairer, en faisant apparaître une tuberculisation des plus prononcées.

VINGT-DEUXIÈME OBSERVATION.

FAMILLE CHAR.....

Dans cette famille très-nombreuse, que j'ai pu suivre pendant trente ans et que mon père avait suivie avant moi, cette dégénérescence se renouvelle un si grand nombre de fois, que, pour ne pas reproduire avec détail toutes mes observations, je rapporte sommairement les faits qui se sont passés dans chaque fraction de la famille. Dans cette famille, je le répète, le tubercule sort du cancer ; mais cela, d'une façon si évidente, qu'il faudrait être aveugle, ou avoir un parti pris d'avance pour ne pas le reconnaître.

Le père Ch.... a été vu par mon père ; cet homme meurt en 1826, d'un cancer à l'estomac (ulcération carcinomateuse). Il laisse quatre fils : le premier meurt à cinquante-huit ans, *d'un cancer à l'estomac*, le second à trente-sept ans, de tubercules pulmonaires, le troisième à cinquante-quatre ans, de tumeurs carcinomateuses envahissant et englobant toute la masse intestinale.

Ces trois frères ont vu successivement leurs enfants et petits-enfants succomber à la tuberculisation à presque tous les âges de la vie, c'est-à-dire que sur onze enfants, sept sont morts tuberculeux, les uns *à neuf ans, treize ans, trois ans, sept ans*, et les autres *à dix-neuf ans, dix-sept ans* et *vingt-trois ans*.

Quatre sont encore vivants et mariés, et chacun de ces quatre enfants a perdu plusieurs enfants de méningites tuberculeuses, tubercules mésentériques et pulmonaires.

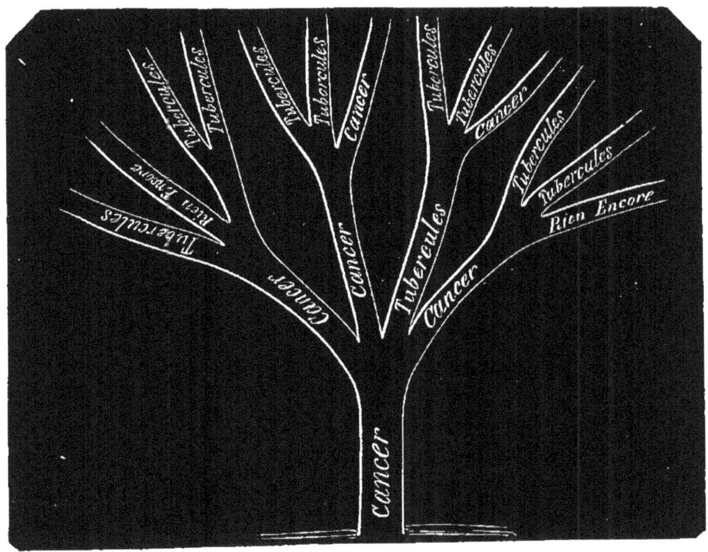

Enfin, le dernier fils du père Ch..., survivant [de] ses quatre enfants, vient de s'éteindre aujourd'hui atteint de la cachexie cancéreuse au plus haut degré. Cet homme avait trois enfants ; deux sont morts il y a onze ans et cinq ans atteints de tubercules pulmonaires et de méningite tuberculeuse.

Reste une fille : quel sort lui est-il réservé ? l'avenir seul nous l'apprendra.

Pour rendre plus saisissante la dégénérescence cancéreuse, dont cette observation peut être considérée comme un des spécimen les plus complets, j'établis ainsi par une figure représentant un arbre généalogique, toutes les lignes de cette dégénérescence (voy. p. 87).

VINGT-TROISIÈME OBSERVATION.

FAMILLE LONG...

Le père Long..., cultivateur, est mort d'un carcinome fongueux à l'anus, à l'âge de quarante-neuf ans ; sa femme, âgée de soixante-dix-huit ans, vit encore bien portante.

De ce mariage sont sortis trois enfants, deux fils et une fille aînée.

La fille aînée est morte il y a six mois de tubercules pulmonaires, mais qui ne se sont établis que longtemps après une granulation tuberculeuse des reins qui avait déterminé une anasarque considérable avec leucophlegmasie. Sur trois enfants qu'elle a eus, un seul est mort de méningite.

Le fils aîné vit encore et semble bien portant ; il est âgé de quarante-trois ans.

Le plus jeune, âgé de trent-sept ans, est entré dans mon service, à l'hôpital de Vierzon, pour être opéré d'un sarcocèle volumineux de nature encéphaloïde, dont je fis l'ablation moitié par incision, moitié par cautérisation (1); l'opération

______
(1) M. Robin, auquel j'avais adressé une portion de la tumeur enlevée et

réussit admirablement, la cicatrisation était à peu près complète, lorsque le malade se plaignit de douleurs dans le sein gauche, et une toux opiniâtre et sèche se déclara. L'auscultation qui dans les premiers temps ne révélait qu'une obscurité douteuse des bruits respiratoires, donne aujour-d'hui des signes positifs de tuberculisation ; les crachats sont devenus abondants, nummulaires, et des râles muqueux abondants, avec pectoriloquie, n'indiquent que trop que le malade se trouve aujourd'hui dans la période de ramollis-sement de la tuberculisation pulmonaire.

VINGT-QUATRIÈME OBSERVATION.

FAMILLE SAB...

Le sieur Sab..., auquel j'ai donné des soins pendant longtemps, est mort à soixante-seize ans d'une pleuro-pneumonie ; sa femme est morte à cinquante-sept ans d'un carcinome à l'estomac.

Deux enfants seulement, deux fils sont issus de ce mé-nage.

Le plus jeune est mort l'année dernière à l'âge de trente-quatre ans d'une variole dont l'évolution a été arrêtée ; il était d'une bonne constitution et jouissait d'une bonne santé.

L'aîné, âgé de cinquante-quatre ans, a été atteint il y a dix ans d'une bronchite grave, laquelle passée à l'état chro-nique donnait à l'auscultation tous les signes physiques d'une tuberculisation siégeant au sommet du poumon droit. Cette affection cependant, grâce à d'excellents soins, s'a-

qui a eu l'extrême obligeance de l'examiner avec soin, y a reconnu la struc-ture la plus nettement déterminée des tumeurs dites cancéreuses.

méliora au point de faire croire à une guérison complète,
si au retour de chaque fin d'automne et à l'hiver il n'était
survenu chaque année, de nouveaux accidents, hémoptysie,
fièvre, bronchite plus aiguë, etc. Bref cet état dura dix
ans sans trop s'aggraver, lorsque pendant l'automne dernier, 1871, les accidents du côté de la poitrine semblèrent
céder et diminuer pour faire place à une douleur épigastrique des plus vives, dyspepsie, vomissements, pyrosis, etc.
A la palpation et à la percussion de cette région douloureuse, je pus constater un plancher dur, résistant, qui donne
à penser qu'une affection organique s'établit vers l'estomac
(février 1872).

Les troubles épigastriques signalés il y a six mois n'ont
fait qu'augmenter : le sieur S... est aujourd'hui d'une maigreur squelettique, l'alimentation est pour ainsi dire nulle,
les vomissements sont presque continuels, caractérisés par
un magma couleur de marc de café.

Du côté de la poitrine, les accidents sont pour ainsi dire
restés stationnaires, l'expectoration autrefois si abondante
est devenue rare aujourd'hui ; cependant on peut constater
la présence d'une caverne au sommet du poumon droit,
mais avec de très-rares gargouillements et des râles muqueux très-secs.

Enfin, le sieur S... est aujourd'hui presque mourant
(mars 1872).

J'ai mis à dessein ces deux observations (23ᵉ et 24ᵉ) à
côté l'une de l'autre, parce qu'elles offrent toutes les
deux cet intérêt particulier que dans chacune d'elles le
cancer et le tubercule semblent se fondre ensemble. —
Avec cette différence cependant que dans la première,

c'est le cancer qui apparaît d'abord ; et qu'après l'opération, c'est-à-dire l'ablation du cancer, le tubercule
surgit et se développe avec une rapidité effrayante : que
dans la seconde observation au contraire, c'est la phthisie qui s'établit d'abord faisant d'assez graves ravages ;
puis après un temps d'arrêt, le cancer survient et tous
les deux marchent de pair jusqu'à la mort.

VINGT-CINQUIÈME OBSERVATION.

FAMILLE BL...

Le père Bl... meurt d'un cancer à la face à l'âge de quarante-deux ans, la mère meurt d'une fièvre typhoïde à
trente-six ans ; ils ont eu trois enfants, un fils et deux
filles.

Les trois enfants sont morts six ans avant le père, atteints
tous trois de phthisie pulmonaire.

VINGT-SIXIÈME OBSERVATION.

FAMILLE LUR...

Lur... meurt d'un cancer à l'estomac à l'âge de soixante-
huit ans, la femme L... meurt à l'âge de soixante-seize ans
d'une hémorrhagie cérébrale. Ils n'ont eu qu'une fille, laquelle mariée a deux enfants, dont l'un meurt de phthisie
pulmonaire à l'âge de seize ans, et l'autre de méningite tuberculeuse à trois ans.

La mère meurt à son tour neuf ans après, atteinte d'un
cancer intestinal.

VINGT-SEPTIÈME OBSERVATION.

FAMILLE ETR...

Etr..., le père et la mère sont réputés pour leur force et leur beauté ; rien de tuberculeux n'est constaté chez les ascendants, si ce n'est le cancer dans la famille paternelle.

Ils ont six enfants ; trois meurent de phthisie pulmonaire à l'âge de seize, vingt-deux et vingt-six ans. Un quatrième est aujourd'hui atteint de tubercules ramollis au sommet du poumon gauche.

Le père est mort il y a quelques mois seulement, atteint d'un cancer siégeant vers le côlon transverse.

La mère vit encore, ainsi que les deux autres enfants survivants, dont l'un a vingt-trois ans, et l'autre vingt-neuf ans.

VINGT-HUITIÈME OBSERVATION.

FAMILLE GR...

Dans cette famille de cultivateurs du Berry, le père et la mère vivent jusqu'à l'âge de soixante-neuf et soixante-douze ans. Mais ce qu'il est important à noter, c'est que tous les deux meurent à six mois de distance, atteints tous les deux de cancer à l'estomac et au duodénum. Sur neuf enfants qu'ils ont eus, cinq meurent de méningite tuberculeuse, tubercules pulmonaires et entérite avec tubercules mésentériques. Parmi les quatre survivants, l'un âgé de trente-sept ans est atteint d'un commencement de sarcocèle. Celui-ci marié depuis onze ans, a déjà perdu deux enfants de méningite tuberculeuse.

VINGT-NEUVIÈME OBSERVATION.

FAMILLE NÉ...

Dans cette observation, le grand-père meurt d'un cancer à la face, à l'âge de soixante-quatre ans. Son fils aîné est atteint d'un cancer à l'estomac longtemps avant son père à l'âge de quarante-six ans, et deux enfants de ce dernier meurent de tubercules pulmonaires.

Ainsi le sieur Né... meurt à soixante-quatre ans d'un cancer à la face, sa femme meurt d'une pneumonie aiguë, et des trois enfants qu'ils ont eus, deux fils et une fille, l'un succombe à quarante-six ans à un cancer de l'estomac, et ce même fils marié ayant eu cinq enfants en voit mourir deux, l'aîné à vingt-cinq ans, le plus jeune à seize ans, atteints tous les deux de tubercules pulmonaires.

Des deux autres enfants du sieur Né..., une fille seule survit après avoir perdu aussi deux enfants de phthisie chez l'un desquels la phthisie a pris le caractère de phthisie galopante.

TRENTIÈME OBSERVATION.

FAMILLE SU...

Le sieur Su..., âgé de soixante-seize ans, vit encore, jouissant d'une excellente santé ; sa femme, toujours bien portante jusqu'à soixante-deux ans, est morte à soixante-neuf ans, atteinte d'un cancer à l'estomac. Sur trois enfants qu'ils ont eus, l'un est mort à trois ans d'une méningite tuberculeuse, le second à dix-sept ans de tubercules pulmonaires ; le troisième est marié à une femme forte, vigoureuse, dans la famille de laquelle on ne remarque que la longévité. Ce dernier a eu cinq enfants : le premier meurt à dix-sept mois d'une méningite tuberculeuse, le deuxième à trois ans, le quatrième à sept ans de tubercules mésentériques ; enfin les deux derniers sont morts l'un à treize ans, le dernier à dix-sept ans de tubercules pulmonaires.

Le père vit encore, âgé de cinquante-six ans, et semble jusqu'à présent à l'abri de cette fatalité héréditaire.

TRENTE-UNIÈME OBSERVATION.

FAMILLE R...

Le sieur R... vit jusqu'à un âge très-avancé, soixante-dix neuf ans, mourant d'une gangrène sénile développée aux deux pieds ; son frère vit encore âgé de quatre-vingt-trois ans ; mais la femme R... est morte d'un cancer au pylore à l'âge de soixante et un ans.

Des trois enfants nés de ce mariage, le plus jeune meurt à vingt-trois ans, atteint de phthisie laryngée ; la fille, qui est la cadette, meurt à trente-deux ans, également atteinte de phthisie laryngée et tubercules pulmonaires. Enfin le fils aîné qui a aujourd'hui trente-huit ans, célibataire, est atteint depuis l'âge de seize ans d'épilepsie et d'idiotisme.

TRENTE-DEUXIÈME OBSERVATION.

FAMILLE CH...

Madame Ch..., dont le mari est mort à l'âge de cinquante-six ans atteint d'un catarrhe pulmonaire chronique, meurt douze ans après d'un cancer qui, développé au voile du palais, envahissait le pharynx et tout l'isthme du gosier. Une fille unique, mariée à M. Br..., semble assez bien portante jusqu'à trente-sept ans, quoique cependant d'une complexion délicate. La famille de M. Br... n'a jamais été atteinte d'aucune diathèse cancéreuse ni tuberculeuse. Cependant madame Br... a un fils unique qui meurt à l'âge de six ans d'une méningite tuberculeuse, et dix ans après madame Br... tombe atteinte d'une phthisie pulmonaire.

CHAPITRE VI

Parvenu au terme de ce travail, je croirais n'avoir qu'incomplétement accompli ma tâche, si je ne traitais au moins succinctement cette autre question, qui par son importance se trouve être le complément de la première, en ce qu'elle intéresse à la fois le médecin, la famille et la société. J'entends parler de cette partie de l'hygiène sociale qui, traitant des alliances et des croisements par le mariage, arrive inévitablement et sûrement à la prophylaxie et à la curabilité d'un certain nombre de ces terribles affections.

C'est le moment, je crois, de rappeler ici encore une fois les paroles de M. Pidoux, lequel voulant prouver avec raison que la phthisie est la moins incurable des maladies chroniques, dit que le meilleur moyen d'arriver à ce but est de se placer au point de vue de la médecine de l'espèce, laquelle consiste à prévenir la maladie chez l'individu.

Il est certain, et l'expérience le prouve tous les jours, que telle altération qui chez tel sujet aurait descendu l'échelle anatomo-pathologique, sera arrêtée chez tel autre par une couche d'éléments organiques moins altérables et plus énergiques. C'est comme une contagion qui infecte celui-ci et auquel celui-là résiste. Chaque ordre d'éléments organiques, ou mieux, chaque élément de chaque ordre n'est-il pas doué d'une vie propre relativement indépendante? La santé, pas plus que l'organisme, n'est d'une seule pièce. Nous portons en nous des parties fortes et saines à côté de parties débiles et plus altérables. Enfin, ajoute-t-il encore, *les maladies s'unissent dans le mariage et s'abâtardissent par le croisement. C'est une des causes les plus puissantes de perturbations qu'éprouve la marche générale des maladies héréditaires.*

Il importe donc d'apporter dans l'espèce, par des alliances choisies, des éléments nouveaux, capables de modifier complétement le fond diathésique redouté, non-pas seulement de l'individu, mais de la famille. Le pouvoir d'agir en ce sens, sera donné au médecin lorsqu'il aura été à même de suivre et de noter avec soin les dégénérescences dont nous parlons, ainsi que les ramifications auxquelles elles donnent lieu dans les générations qui se succèdent.

S'il m'a été permis d'observer si souvent et avec tant d'anxiété, les fréquentes manifestations de ces dégénérescences; par contre, j'ai pu observer aussi, avec un intérêt non moins palpitant, les résultats avantageux qui étaient la conséquence de la neutralisation de ces diathèses, lorsque, par des alliances choisies, des familles diathésiques venaient à s'unir à d'autres familles relativement saines. Et j'ai pu assister, au moins jusqu'à aujourd'hui, à quelques-unes de ces heureuses modifications.

Que serait la science, hélas ! si elle n'avait pour mission, dans de semblables études, que d'établir des classifications et des divisions plus ou moins savantes et à confesser qu'à leur égard, non-seulement pour le présent, mais encore pour l'avenir, elle demeure dans une impuissance presque fatale ? Non, la science peut plus encore, et elle est loin, nous le croyons, d'avoir dit son dernier mot, même vis-à-vis des maladies rangées, comme celles qui nous occupent aujourd'hui, parmi les plus incurables de toutes.

Notre impuissance tient le plus souvent à ce que nous voulons nous heurter trop de front avec l'obstacle lui-même, regardant comme secondaires les causes qui ont fait naître cet obstacle ; aussi nos efforts viennent-ils fréquemment se briser et nous démontrer notre faiblesse.

C'est en vain qu'on cherche à guérir et à faire disparaître le tubercule, alors qu'il est déjà développé et qu'il a envahi la trame des poumons ; on peut, sans doute, dans un très-petit nombre de cas, en arrêter le développement, ou tout au plus en suspendre l'évolution. Mais, hélas ! ces cas sont rares, si rares, que pour beaucoup encore ils sont un objet de doute.

Mais si l'on ne peut arrêter la tuberculisation alors qu'elle apparaît, ou qu'elle va apparaître, il n'est pas impossible, disons mieux, il est permis d'espérer de pouvoir en prévenir le développement, non pas tant sur l'individu chez lequel la diathèse existe au moins à l'état amorphe, que dans la famille et surtout dans l'espèce.

Le cultivateur, qui sait que les graines, lorsqu'elles sont reproduites et semées plusieurs fois dans le même champ, s'altèrent et dégénèrent, se garde bien de s'en servir plusieurs fois pour ensemencer son champ. Il ne se contente pas de modifier la nature et la qualité de son terrain par des engrais et des amendements; il fait mieux : il va chercher d'autres graines nées et mûries sur un autre terrain que le sien. Il apporte donc à son sol un grain nouveau, et à ce grain nouveau il donne un autre sol; aussi est-il à peu près assuré de récolter toujours des grains sains, fertiles et riches dans tous leurs principes.

Ainsi doit l'entendre l'hygiène sociale; que par les mariages et les croisements l'espèce soit modifiée, et le tubercule, s'il ne disparaît pas, deviendra du moins beaucoup plus rare.

Cette question se rattache donc d'une manière intime à celle des alliances en général; et par conséquent aussi à celle des mariages consanguins, dont la presse médicale et l'Académie ont eu à s'occuper pendant ces dernières années, et à laquelle on avait donné un peu trop d'importance, eu égard au point de vue où l'on se plaçait.

Ce n'est pas du fond de son cabinet que le médecin peut traiter ce sujet ; il faut qu'il ait vieilli dans les familles, qu'il ait pu lui-même assister les aïeux et la descendance ; il faut qu'il ait été témoin de tous les actes dramatiques que la maladie et la mort font naître éternellement, pour pouvoir apprécier cette question comme elle mérite de l'être. Triste mérite quelquefois, sans doute, mais qui parfois aussi n'est pas sans compensation par rapport à la science et à l'humanité.

> Car on voit de la flamme aux yeux des jeunes gens,
> Mais dans l'œil du vieillard on voit de la lumière.

Ainsi que l'a si bien dit M. Marchal (de Calvi), et en effet, ce n'est pas dix ans ni vingt ans qui suffisent pour que cette observation soit complète et puisse devenir un témoignage irréfutable, c'est la vie tout entière, c'est la vie longue et active qu'il faut, car a dit le père de la médecine, au commencement de ses aphorismes : *Vita brevis, ars longa,* afin d'indiquer aux jeunes néophytes qui embrassent la carrière, que sur beaucoup de points ils ne sauraient rien s'ils n'observaient longtemps. Et encore, la vie a beau être longue, surtout eu égard à ce sujet, souvent le médecin qui a pu être spectateur attentif de toutes les premières scènes, disparaît du théâtre alors seulement que va se jouer le dénoûment. Et tandis qu'il emporte avec lui la moitié du secret, il est remplacé par un autre médecin qui voit bien les dernières scènes, mais qui, ne sachant rien des premiers actes, se trouve face à face avec le dénoûment, lequel demeure souvent pour lui une énigme indéchiffrable.

Pour nous, qui avons pu suivre de près et pendant longtemps cette question héréditaire dans beaucoup de ses phases et dans un grand nombre de familles, que de choses nous avons pu voir et que de choses se dévoileront plus tard à nos yeux, s'il nous est donné d'assister quelque temps encore au développement de ce drame interminable de l'humanité aux prises avec les affections nécrobiosiques!

Ce que nous pouvons dire, c'est que chaque fois qu'il n'existe aucun vice diathésique héréditaire dans les familles, ces familles ont pu s'unir entre elles sans que nous ayons vu de dégénérescence se produire, ni aucun vice organique apparaître et entraîner le développement de quelques-uns de ces produits hétéromorphes.

Mais si, au contraire, un vice diathésique existe, les alliances consanguines, au lieu de l'affaiblir, ne font que l'étendre et le perpétuer jusqu'à extinction. Par opposition, nous avons pu observer la disparition et l'*atténuation* de quelques-unes de ces diathèses, lorsque des alliances avaient pu s'établir avec des familles relativement saines et indemnes de ces vices diathésiques.

Que de points importants à considérer dans cette grande et immense question de l'hérédité morbide et des alliances ! et qu'il faut se garder de laisser passer inaperçus, sous peine de commettre de graves erreurs.

D'abord l'hérédité est loin d'être toujours et constamment directe : tantôt la diathèse héréditaire saute une génération ; tantôt, au contraire, la transmission ne s'établit que chez un ou plusieurs enfants, laissant les autres complétement à l'abri de cette hérédité. Aussi faut-il ne pas oublier de tenir compte de l'influence apportée dans chaque famille par le père ou la mère, ou par tous les deux ; suivant que chez l'un cette diathèse existe à l'état amorphe et que chez l'autre elle n'existe pas. Influence souvent très-inégale et qui n'offre rien de fixe ni de régulier. Par conséquent, l'influence héréditaire ne pèse pas également sur tous les enfants : tandis que les uns sont indemnes, les autres y sont infailliblement condamnés.

C'est qu'en effet, dans les générations qui résultent de ces alliances, on voit parfois chez les enfants une fusion intime de la constitution histologique du père et de la mère, parfois au contraire, une séparation distincte et tranchée de la constitution de l'un ou de l'autre. Ce qui explique pourquoi nous avons pu voir, dans nombre des familles qui font le sujet de nos observations et chez lesquelles la diathèse cancéreuse ou tuberculeuse n'existait que d'un côté seulement (paternel ou maternel), nous avons pu voir, dis-je, plusieurs des enfants complétement à l'abri de l'hérédité, tandis que les autres n'y pouvaient échapper.

Oui, *les maladies s'unissent dans le mariage ou s'abâtardissent par le croisement;* ce fait exprime aujourd'hui une vérité dont l'évidence est claire comme le jour. C'est donc au médecin hygiéniste qu'il appartient de s'emparer de ce fait et de le faire prévaloir par son expérience et par ses conseils. Conseils, nous le savons, des plus délicats et des plus difficiles à donner, lorsqu'on s'adresse directement à la famille ; mais qu'il est possible de faire accepter et de faire comprendre si l'on s'adresse à la généralité, si l'on range cette vérité parmi celles que l'on doit faire pénétrer dans le public au moyen de l'instruction populaire.

On parle de vulgariser les notions de l'hygiène en les mettant, au moyen de catéchismes, à la portée de tous; eh bien! nous pensons que cette question des alliances, envisagée au point de vue de l'hérédité des diathèses, dont la conséquence est de transmettre ou de faire disparaître un vice héréditaire, devrait former un des chapitres les plus importants de ces ouvrages.

Mais, hélas! la soif insatiable des jouissances matérielles, qui a pénétré si avant dans toutes les classes, cet amour du luxe, ce désir ardent d'arriver vite et promptement à une position qui permet l'oisiveté ; l'*auri sacra fames* enfin, qui a tant contribué à perdre notre pauvre France, pourra-t-il jamais n'être placé qu'au second rang dans cette question si importante des alliances, et ne passer qu'après un examen sagement approfondi des conditions de santé?

Enfin, en dehors des alliances qui peuvent modifier la famille et l'espèce et desquelles nous devons tout attendre si l'on veut restreindre ces dégénérescences; l'hygiène, au point de vue médical et de la thérapeutique, peut également être d'un grand secours en agissant plus ou moins directement sur l'individu d'abord, et par lui, ensuite, sur la famille.

Par l'alimentation, la gymnastique, la balnéation, le climat, l'atmosphère maritime, etc., l'hygiène peut devenir, dans une certaine mesure, un auxiliaire qu'on ne saurait dédaigner, pour suspendre et éloigner de l'individu le développement du vice diathésique qu'il porte en lui et dont chaque jour il est menacé.

On comprendra que je ne donne sur ce point qu'un aperçu des plus succincts, car je ne peux embrasser ici cette question de l'hygiène et de la thérapeutique que comme on embrasse dans un panorama les points les plus saillants et les plus importants. Cependant, je ne saurais passer sous silence les ressources et les avantages inappréciables d'un séjour *prolongé et alterné* sur les bords de la mer, sous un climat tempéré, dont on peut changer en suivant les saisons; les résultats sont des plus favorables lorsqu'on y soumet des individus habitués à vivre au milieu d'éléments tout opposés. Que l'on songe un instant seulement à ce qui doit se passer dans l'organisme, alors qu'il est baigné de toutes parts dans une atmosphère maritime qui le sature de tous les sels qui y sont contenus, et alors aussi qu'il est nourri par cette quantité prodigieuse et variée des produits de la mer, tels que poissons, coquillages, crustacés, etc., dans lesquels se trouvent combinés tous les éléments médicamenteux désirables, associés et mélangés sous la forme la plus agréable, mieux que ne sauront jamais le faire pharmaciens ou chimistes les plus distingués.

Dans l'alimentation se trouve donc la médication ; et c'est là, nous le croyons, la thérapeutique et la pharmacologie la plus naturelle et la plus efficace.

Dans la thérapeutique il est aussi des agents médicamenteux desquels, sans exagérer leur puissance, on peut obtenir des modifications constitutionnelles importantes, et qui par cela même peuvent offrir d'immenses ressources.

Dans ce nombre, nous plaçons au premier rang l'arsenic et ses composés, que l'on considère aujourd'hui, avec raison, comme de puissants reconstituants, lorsqu'ils sont administrés avec sagacité et persévérance.

Après eux, viennent les iodures, les bromures et tous les agents thérapeutiques naturels ou artificiels, mais les agents naturels surtout, dont ils constituent la base principale. Telles sont les eaux minérales, l'huile de foie de morue, etc.; puis tous les composés pharmaceutiques que la vieille médecine nommait antiscorbutiques, dépuratifs, etc., préparés avec les espèces végétales dans la composition desquelles ces sels entrent pour un chiffre important; enfin les sulfures, les chlorures, etc., qui se trouvent également intimement combinés dans la nature avec certaines espèces de plantes et certaines eaux minérales.

CHAPITRE VII

Le fait que j'ai voulu énoncer et établir par ce travail est, il me semble, trop important, pour qu'après la lecture de ces dernières pages, je ne cherche pas encore, dans un résumé aussi succinct que possible, à lui donner plus de clarté et de précision.

Qu'ai-je donc voulu démontrer ?

Que le tubercule était fréquemment issu du cancer.

Pour le prouver, j'ai apporté à l'appui un assez grand nombre d'observations, desquelles j'ai été le témoin et dont je puis garantir la sincérité et l'authenticité.

J'aurais pu en publier un plus grand nombre, puisque celles que je possède dépassent de beaucoup le chiffre de cent cinquante; mais toutes ces observations tendant au même but, c'est-à-dire à la démonstration de la tuberculose sortant des souches cancéreuses ; je n'aurais pu que fatiguer le lecteur par la monotonie et la répétition des mêmes faits.

J'ai donc dû m'en tenir à celles que j'ai annexées à ce mémoire. Mais, pourra-t-on m'objecter, si nous n'avons rien à dire, touchant la véracité des faits que vous avancez, l'induction que vous en tirez est-elle bien réelle?

Ne vous êtes-vous pas laissé entraîner sur cette pente toujours facile et glissante, qui porte à ne voir les faits que sous l'aspect et la forme que l'imagination se plaît à leur donner? En un mot, avec toute la meilleure foi du monde, la révélation de ces faits ne s'est-elle pas montrée à vos yeux à travers les facettes de ce prisme trompeur que chacun de ceux qui découvrent un fait porte quelquefois malgré lui?

A cette objection, j'ai déjà répondu et je réponds encore que j'ai eu une telle crainte de me laisser entraîner sur cette pente, que j'ai attendu jusqu'à aujourd'hui, c'est-à-dire jusqu'après trente années d'expérimentation, avant de donner la publicité à ce nombre si grand d'observations ; et j'eusse attendu plus longtemps encore, si au milieu de mes recherches, je me fusse trouvé isolé. Mais du jour où j'ai pu rencontrer dans cette même voie des praticiens éminents ayant eu, eux aussi, des aperçus s'approchant des miens et ayant jeté quelques jalons déjà sur ce sol inexploré, je me suis alors décidé à apporter tous les matériaux que j'avais patiemment amassés afin de commencer la base de ce travail.

Mieux encore, non content de l'autorité que j'ai rencontrée, j'ai voulu faire un appel aux praticiens de tous les pays, afin qu'avec leur concours et leurs observations, je pusse voir sanctionner et proclamer définitivement le fait que j'ai avancé et qui m'a paru avoir une importance majeure.

Le fait démontré, restait encore à l'expliquer, ou du moins à l'interpréter ; et, je l'avoue, cette partie n'a pas été la moins difficile de ma tâche.

Que de questions à résoudre, qui se multipliaient à l'infini, se hérissant de difficultés incessantes et dont je n'ai pu avoir la solution qu'après une observation attentive et surtout par l'accumulation des années.

Ainsi : — Cette transmission de la tuberculose par le cancer se fait-elle en vertu d'un pouvoir particulier, qu'auraient les diathèses à se transformer héréditairement les unes dans les autres?

S'il y a un degré de parenté entre le cancer et le tubercule, quel est-il ?

Ce degré de parenté ne serait-il, ainsi que l'a indiqué M. Pidoux, que l'affaiblissement de l'organisme, se transmettant dans les générations et produisant le tubercule et la phthisie ; lesquels, en définitive, ne sont que des maladies qui finissent et terminent l'organisme usé ?

Ou enfin, le tubercule, qui se développe généralement de bonne heure chez les enfants provenant directement de parents porteurs de la diathèse cancéreuse encore à l'état amorphe et ayant, au moins à cette époque, l'apparence de force et de santé, n'est-il qu'une manifestation hâtive de la diathèse cancéreuse, qui aurait pris plus tard son évolution chez l'adulte ou dans l'âge mûr?

Et alors ces deux affections, bien que pouvant se transformer l'une dans l'autre, restent-elles distinctes, ou ne constituent-elles qu'une seule et même maladie allotropique dont le tubercule ne serait qu'une forme spéciale du cancer ?

Toutes ces questions, je pense les avoir approfondies et examinées à tous les points de vue et sous toutes leurs faces ; et elles fussent devenues pour moi l'objet d'une étude sans fin, toujours remplie de doute, si par des révélations provenant d'observations vieilles d'un grand nombre d'années, je n'eusse pu voir ainsi que je les ai vues, les générations se dérouler sous mes yeux, apportant avec le dénoûment que j'avais prévu une lumière dissipant tous mes doutes et devant laquelle toute objection s'arrête.

D'après ce qu'il m'a été donné de voir et d'observer, y compris les observations dont mon père a été témoin, j'ai pu m'assurer que les deux hypothèses suivantes sont admissibles :

D'une part, j'ai vu le cancer, type des affections chroniques à tissu hétéromorphe, ne pas échapper à la loi de dégénérescence rétrograde à laquelle sont soumises toutes les affections chroniques, et préparer comme elles le terrain.

Mais d'une autre part aussi, et c'est sur ce fait spécial que repose ce travail, il m'a été donné d'observer cette loi nosologique, à savoir : que le tubercule n'est le plus souvent que le produit d'une manifestation del a diathèse cancéreuse. Et la preuve de ce que j'avance, c'est que, dans maintes observations, j'ai pu assister à l'une et à l'autre de ces manifestations, chez les enfants, chez les adultes et chez les individus arrivés à l'âge de maturité.

J'ai pu observer enfin ces deux affections se transformer parfois l'une dans l'autre, et parfois aussi rester distinctes; ne constituant, par conséquent, dans quelques-uns de ces cas qu'une seule et même maladie allotropique, dont le tubercule ne semblait être qu'une forme spéciale du cancer.

Dans quelques-uns de ces cas, il m'a été impossible, ainsi que je l'ai dit, de distinguer histologiquement le cancer du tubercule, tant ils paraissaient unis et fusionnés. Et c'est à ce propos que, faisant appel aux savants histologistes, je demande avec instance que de nouvelles études soient entreprises sur ce point, afin d'éclairer la question sous ce nouveau jour.

Car un nouvel horizon s'ouvre pour l'histoire et pour l'étude du tubercule : il ne suffit plus, ainsi que l'a dit M. Pidoux (1), de le diagnostiquer, de savoir le découvrir dans telle ou telle partie de l'organisme, d'en distinguer la nature anatomo-pathologique, la variété et la forme; ce que peut faire aujourd'hui tout élève sortant des hôpitaux ; il faut plus, il faut *connaître ses origines*, chercher les circonstances qui le font naître, afin de le poursuivre dans l'espèce et de concentrer nos efforts pour le

____

(1) Discours à l'Académie sur l'inoculation tuberculeuse.

soustraire de l'organisme, au même titre que l'horticulteur fait disparaître de son sol les plantes parasites dont
quelquefois il est comme infecté.

Déjà plusieurs praticiens, et M. Pidoux entre tous, ont
fait connaître diverses origines de la tuberculose, indiquant les maladies chroniques et parasitaires desquelles
elle pouvait sortir ; et c'est parce qu'au milieu de ce dé-
nombrement il a nommé le cancer, que je me suis déterminé à rompre le silence auquel je m'étais condamné,
et que, m'appuyant d'une autorité si compétente, je me
suis décidé à donner le jour à mes observations.

Je puis donc dire que je considère le cancer comme
la source la plus prolifère de la tuberculose ; non pas
seulement parce que le cancer se trouve rangé parmi
toutes les affections chroniques qui en préparent le terrain et le développement , mais surtout en vertu de cette
étroite et intime parenté qui fait que le cancer, soit en
conservant sa nature distincte, soit en la modifiant, établit, par l'hérédité, une évolution holopathique plus ou
moins hâtive.

Si je ne craignais d'abuser des images prises dans
l'ordre naturel des végétaux, je dirais que plus d'une
fois, il en est de certains parents robustes, atteints de
cancers à l'état amorphe, qui voient leurs générations
s'éteindre autour d'eux par la tuberculose comme frappés
par une puissance fatale; qu'il en est, dis-je, comme de
quelques-uns de ces chênes séculaires qui portent en eux
malgré l'apparence de la vigueur, une altération profonde

qui fait qu'un grand nombre de leurs fruits ne peuvent atteindre ni le développement ni la maturité, parce qu'ils portent en eux un élément de désorganisation qu'ils ont reçu de la séve altérée.

Mais la science, avec raison, ne se contente pas d'images, fussent-elles plus justes et plus brillantes encore; il lui faut rester dans le domaine des faits positifs, n'usant même de l'hypothèse qu'à la condition qu'elle lui servira d'éclaireur pour concourir à la recherche de la vérité.

Aussi m'a-t-il été facile d'apporter comme preuves de ce que j'avance, non pas une statistique établie d'après les faits qui se sont passés sous mes yeux, mais les faits eux-mêmes, faits irréfutables, que chaque praticien peut voir et a vu, afin de démontrer d'une façon péremptoire que le tubercule sort bien plus souvent du cancer et d'autres affections qui lui semblent étrangères, qu'il ne sort héréditairement de lui-même.

Car c'est un fait digne de remarque, que le tubercule quoique héréditaire, ne fournit qu'un quart ou un cinquième à peine de tuberculeux, tandis que le nombre de ceux qui sortent de parents non tuberculeux est de trois fois supérieur. C'est un fait que même le monde médical a peine à comprendre et cependant ce fait est certain et évident. On ne devrait cependant pas s'en étonner, car les maladies chroniques, qui toutes ont pour caractère essentiel d'être ou de pouvoir être héréditaires, sont bien loin de se transmettre toujours avec leurs formes nosologiques ; on peut même affirmer, que dans un grand nombre de cas, l'hérédité les transforme. Ceux qui ignorent ce fait considérable, commettent une grande et grave erreur nosologique. Ils nient la transmission, quand cependant elle est réelle et palpable ; et cela, parce qu'il leur semble qu'ils doivent toujours retrouver chez l'enfant la maladie des parents, telle qu'ils l'ont observée chez ces derniers.

Ce qu'il y a de positif, et ce que chaque jour chacun peut vérifier, c'est que le plus généralement, et je le répète encore après M. Pidoux (1), c'est que, dis-je, la transformation, quand elle se fait, marche des maladies capitales ou initiales vers les maladies mixtes, puis de celles-ci, vers les ultimes et organiques. Ainsi par exemple, de l'arthritisme, de la scrofule, de la syphilis, maladies capitales, vers l'herpétisme, les névroses, les névralgies, les catarrhes, etc., maladies mixtes ; et de celles-ci, vers les maladies organiques, comme le cancer, les vévroses graves ou les dégénérations incurables des centres nerveux, lesquelles en dernier ressort se terminent dans la tuberculose.

Enfin pour terminer, j'ai dit encore que cette question n'a pas seulement pour elle, d'être d'un intérêt anatomo-pathologique des plus sérieux ; mais que plus encore, elle embrasse une question médico-sociale concernant l'hérédité de la plus haute importance, j'allais

(1) *Loco citato.*

dire de la plus haute gravité, en ce sens qu'elle touche à l'hygiène, à la famille et à la société.

C'est alors, qu'envisagée à ce point de vue, j'ai dit qu'elle était liée de la manière la plus intime à la question des alliances et des croisements, lesquelles créent à l'hygiène des ressources immenses pour régénérer l'espèce et par conséquent restreindre d'une manière fructueuse, les victimes de ces dégradations morbides.

Tous les praticiens d'un certain âge, qui appelés par la confiance des familles, ont pu vivre longtemps auprès d'elles, leur prodiguant leurs soins, pouvant les suivre de très-près et assister par conséquent à toutes les péripéties des drames pathologiques auxquels notre humanité est condamnée, ont pu observer, ainsi que nous l'avons fait nous-même, les heureuses transformations apportées par les alliances.

Pour ma part, par ces conditions, j'ai pu voir disparaître de quelques lignées, des diathèses héréditaires dont la fatale puissance n'eût certainement pas manqué son effet. Mais ces observations, que je possède en un certain nombre déjà et dont quelques-unes datent de plus de vingt-cinq ans, ont trop besoin de la sanction du temps et du contrôle de l'avenir, pour qu'elles aient acquis une véritable valeur et pour que je me permette de les publier aujourd'hui. Si donc Dieu me prête vie et si je suis encore à même de suivre ces observations, je ne manquerai pas, si les résultats sont heureux, de les livrer à l'appréciation du monde médical ; ce sera le complément obligé de ce travail et la réalisation des espérances qui doivent seconder dans l'avenir, les efforts de la science envisagée plus spécialement sous ce nouveau point de vue.

Et maintenant, que le lecteur veuille bien me pardonner d'une part, de n'avoir su être plus court dans l'exposition de ce travail, de l'autre de m'être répété plus souvent que je n'aurais dû ; — mais semblable à l'ouvrier qui frappant le fer, le tourne et le retourne dans tous les sens pour lui donner avec la forme convenable, plus de cohésion et plus de résistance ; j'ai cru, moi aussi, devoir revenir plusieurs fois vers les mêmes points, afin de leur donner du relief et de cette façon les rendre plus saisissants. Enfin, si j'ai pu réussir à mettre ces points en saillie, ou pour parler plus simplement, si je suis parvenu à mettre la grande question de la dégénérescence cancéreuse à l'ordre du jour, aussi bien dans le champ d'observation des cliniciens que dans l'assemblée des corps savants, afin qu'elle soit étudiée et discutée sous cet aspect, toute mon ambition sera satisfaite, et ma patiente et persévérante investigation sera récompensée au delà de mes espérances.

FIN.

TABLE DES MATIÈRES

—

PREMIÈRE PARTIE.

SECONDE PARTIE.

PARIS. — IMPRIMERIE DE E. MARTINET, RUE MIGNON, 2.

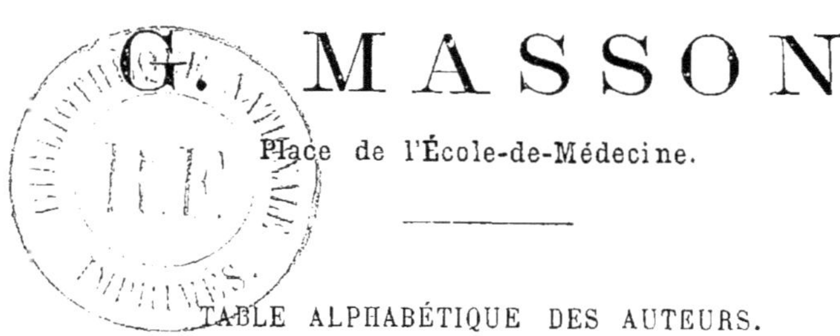

LIBRAIRIE

DE

G. MASSON

Place de l'École-de-Médecine.

TABLE ALPHABÉTIQUE DES AUTEURS.

15 Décembre 1871. — Ce Catalogue annule les précédents.

MÉDECINE — PHILOSOPHIE

ANTHROPOLOGIE

ACCOUCHEMENTS (**Atlas de l'art des**), par MM. Lenoir, Marc Sée et Tarnier (P. A. P.). 1 fort vol. gr. in-8 jésus de 105 planches dessinées d'après nature, accompagnées d'un texte explicatif en regard.

    Prix : Planches noires et jolie reliure demi-maroquin........ 60 fr.

    Le même ouvrage, planches coloriées................ 110 fr.

ACCOUCHEMENTS (**Nouveaux moyens hémostatiques avant et après les**) compliqués d'insertion du placenta sur le col, par le Dr Chassagny. Paris, 1868, in-8.. 2 fr.

ACCOUCHEMENT PRÉMATURÉ ARTIFICIEL (**Traité pratique de l'**), comprenant son histoire, ses indications, l'époque à laquelle on doit le pratiquer, et le meilleur moyen de le déterminer, par le Dr Silbert (d'Aix). Paris, 1855. 1 vol. in-8............................... 2 fr. 75

ACCOUCHEMENTS (**Précis théorique et pratique de l'art des**), par le professeur Scanzoni; traduit par le Dr P. Picard. Paris, 1859. 1 vol. grand in-18, avec 111 figures dans le texte..................... 5 fr.

ALIÉNÉ DEVANT LUI-MÊME (**L'**), l'appréciation légale, la législation, les systèmes, la société et la famille, par le Dr Bonnet, avec une préface par M. Brierre de Boismont. Paris, 1866. 1 vol. grand in-8............ 9 fr.

ALIÉNÉS (**Sur les différents modes d'assistance des**), par le Dr M. Parchappe. Paris, 1865. 1 brochure in-8............... 1 fr. 25

ALIÉNÉS (**Spécimen du budget d'un Asile d'**), et possibilité de couvrir la subvention départementale au moyen d'un excédant équivalent de recette, par le Dr Girard de Cailleux, inspecteur général. Paris, 1855. 1 vol. in-4, cartonné, avec tableaux........................... 8 fr.

ALIMENTATION ET DU RÉGIME (**De l'**), Traité populaire, par M. Moleschott; traduit par M. Flocon. Paris, 1858. 1 vol. gr. in-18. 1 fr.

AMBULANCES DE CRIMÉE (**Rapport au Conseil de santé des armées sur les résultats du service médico-chirurgical**) et aux hôpitaux militaires français en Turquie pendant la campagne d'Orient en 1854, 1855 et 1856, par le Dr Chenu. Ouvrage couronné par l'Institut. Paris, 1860. 1 vol. in-4............................. 20 fr.
Voyez Italie.

ANATOMIE (**Atlas d'**), comprenant 101 planches gravées en taille-douce. 2 vol. in-4, par le Dr H. Cloquet. — 2 parties seulement sont encore en vente. Ostéologie, syndesmologie, 65 pl. 9 fr. — Myologie, 36 pl... 5 fr·

ANATOMIE DESCRIPTIVE DU CORPS HUMAIN. *Locomotion — Circula-tion — Digestion — Respiration — Appareil génito-urinaire*, par MM. BONAMY, BROCA et BEAU. — 258 pl. grand in-8 jésus, avec texte explicatif en regard. *Système nerveux — Organes des sens de l'homme*, par Ludovic HIRSCHFELD. 92 planches, avec texte explicatif en regard. 1 vol. de texte in-8.

Les 2 ouvrages réunis en 5 atlas; pl. noires.................. 190 fr.

Planches coloriées... 370 fr.

La reliure... 30 fr.

On vend séparément :

	noir	colorié
Appareil de la locomotion, 84 planches...	44 fr.	88 fr.
Appareil de la circulation, 64 pl...........	32	64
Appareil de la digestion et rein, 50 pl.....	25	50
Appareil génito-urinaire; respiration, 56 pl.	28	56
Névrologie. Organes des sens, 92 pl.......	60	110

ANATOMIE NORMALE (Livret du musée d') de la Faculté de méde-cine de Paris (musée Orfila). Paris, 1863. 1 vol. in-18............. 50 c.

ANATOMIE PATHOLOGIQUE (Atlas d'), par le Dr LANCEREAUX et M. LACKERBAUER. 1 vol. gr. in-8 jésus de texte et un atlas de 64 planches en couleurs dessinées d'après nature, et lithographiées par LACKERBAUER, avec texte explicatif en regard. Paris, 1871..................... 80 fr.

ANATOMIE TOPOGRAPHIQUE (Traité d'), comprenant les principales applications à la pathologie et à la médecine opératoire. Atlas, par MM. les Drs PAULET et SARAZIN, texte par M. PAULET.

L'atlas (164 planches tirées en couleur sur papier teinté, acompagnées d'un texte ex-plicatif en regard), forme 2 vol. grand in-8 jésus; le texte forme 2 volumes in-8. Prix de l'ouvrage complet... 176 fr.

Avec demi-reliure maroquin.. 192 fr.

ANATOMIE TOPOGRAPHIQUE MÉDICO-CHIRURGICALE (Traité d') considérée spécialement dans ses applications à la pathologie, à la méde-cine légale, à l'art obstétrical et à la chirurgie opératoire, par le Dr G. É. PÉTREQUIN. 2e édition. Paris, 1857. 1 vol. grand in-8.............. 9 fr.

ANATOMIQUE (Bulletin de la Société). La 2e série de 1856 à 1862, 7 vol. in-8... 30 fr.

Chaque volume séparément..................................... 6 fr.

— Table analytique des matières contenues dans les Bulletins de la So-ciété anatomique pour les trente premières années (1826-1855), par le Dr Bouteillier. Paris, 1857. 1 vol. in-8......................... 5 fr.

ANÉMIE des grandes villes et des gens du monde (cachexie urbaine), par le Dr Raoul LEROY. Paris, 1869. 1 vol. in-8...................... 6 fr.

ANIMISME (L') ou La matière et l'esprit conciliés par l'identité de prin-cipe et la diversité des fonctions dans les phénomènes organiques et psy-chiques, par M. TISSOT, doyen de la Faculté de Dijon. Paris, 1865. 1 vol. in-8.. 7 fr. 50

ANKYLOSES (Du traitement des), examen critique des diverses métho-des, par le Dr DELORE. Paris, 1864. In-8, avec figures......... 2 fr. 50

ANNALES MÉDICO-PSYCHOLOGIQUES, par MM. Baillarger, Cerise, Lunier et Moreau (de Tours). (Voir aux *Publications périodiques.*)

ANNALES DE DERMATOLOGIE ET DE SYPHILIGRAPHIE, par M. le Dr Doyon. (Voir aux *Publications périodiques.*)

ANOMALIES DENTAIRES (Des), et de leur influence sur la production des maladies des os maxillaires, par le Dr A. M. Forget. Paris, 1859. 1 vol. in-4, avec 6 planches............................... 3 fr.

ANTHROPOLOGIE (Mémoires de la Société d'), publiés dans le format gr. in-8. Les tomes I et II, avec planches, cartes et portraits, sont en vente. Prix de chaque volume........................... 12 fr.

— *Franco* par la poste............................... 13 fr.

Le volume est fourni aux souscripteurs en quatre fascicules qui paraissent à des intervalles indéterminés. Le prix de chaque volume est payable en retirant le premier fascicule. Du 3e volume il a paru 2 fascicules.

ANTHROPOLOGIE (Bulletin de la Société d'). — Voyez aux *Publications périodiques.*

APLASIE (Essai sur l') lamineuse progressive, par le Dr Louis Lande. Paris, 1870. 1 vol. in-8, avec 3 planches................... 4 fr.

ARCHIVES DE PHYSIOLOGIE NORMALE ET PATHOLOGIQUE, par MM. Brown-Séquard, Charcot et Vulpian. (Voir aux *Publications périodiques.*)

ARSENIC (De l') dans la pathologie du système nerveux, la chlorose, etc. Étude sur la médication arsenicale, par le D^r Ch. Isnard. Paris, 1865, in-8........................... 4 fr.

ASILES D'ALIÉNÉS (Considérations générales sur la construction et l'organisation des), par M. P. Lenoir, architecte. Paris, 1869, in-4, avec 3 planches........................... 2 fr. 50

BAINS DE MER (Traité pratique des), et de l'hydrothérapie marine, fondé sur de nombreuses observations, par le Dr Roccas. 2e édition. Paris, 1862. 1 vol. in-18 .... 3 fr. 50

BÉTHENCOURT. Nouveau carême de pénitence (1527), traduit et annoté par le Dr Fournier (Alfred). Paris, 1871, 1 vol. in-18...... 3 fr.

BORSIERI DE KANILFELD (Instituts de médecine pratique de). Des fièvres et des maladies exanthématiques fébriles ; traduction du Dr E. Chauffard. Paris, 1855. 2 vol. grand in-8................... 16 fr.

CANCER DE LA COLONNE VERTÉBRALE (Du), et de ses rapports avec la paraplégie douloureuse, par le Dr L. Tripier. 1867. 1 vol. in-8 .... 3 fr.

CATARACTE (Leçons sur la), professées à l'hôpital St-Louis, par le Dr Foucher (P. A. P.). Recueillies par MM. Bousseau et Vaslin. Paris, 1868. 1 vol. in-8, avec figures dans le texte................... 5 fr.

CHANT (De l'enseignement du), 2e partie : De la physiologie appliquée à l'étude du mécanisme animal, par M. Ch. Bataille. 1863, in-8.. 2 fr. Voyez Phonation.

CHARBONNEUSES (Traité des maladies), par le Dr RAIMBERT.
Paris, 1857. 1 vol. in-8................................... 6 fr.

CHIMIE MÉDICALE, par M. WURTZ. — Voyez page 34.

CHIMIE PHYSIOLOGIQUE. — Voyez LEHMANN, MIALHE, PAPILLON, SCHUT-
ZENBERGER.

CHIRURGIE (Mémoires de la Société impériale de), publiés dans
le format in-4. Prix de chaque volume avec planches........... 20 fr.
— *Franco* par la poste................................... 23 fr.
Les tomes I à VI sont en vente. Le tome VII est en cours de publication.

Le volume est fourni aux souscripteurs en cinq ou six fascicules qui paraissent à des
intervalles indéterminés. Le prix de chaque volume est payable en retirant le premier
fascicule.

CHIRURGIE DE PARIS (Bulletin de la Société de). — Voyez aux
Publications périodiques.

CHOLÉRA ÉPIDÉMIQUE (De la préservation du), par le Dr Max
SIMON. Paris, 1855. 1 vol. in-18..................... 2 fr. 50

CHOLÉRA EN ORIENT (Prophylaxie du), par le Dr THOLOZAN. Paris,
1869. 1 vol. in-8..................................... 2 fr.

CHOLÉRA ASIATIQUE (Origine nouvelle du), ou Début et développement en Europe d'une grande épidémie cholérique. In-8. 1871.. 2 fr.

CHRONIQUE MÉDICALE DE L'ANNÉE 1863, par le Dr ÉLY. Paris, 1864.
1 vol. grand in-18.................................... 2 fr.

CLINIQUE MÉDICALE ou Choix d'observations recueillies à l'hôpital de la
Charité par le professeur ANDRAL. 4e édition, revue, corrigée et augmentée.
Paris, 1840. 5 vol. in-8............................. 40 fr.

CLINIQUE CHIRURGICALE (Leçons de), professées à l'Hôtel-Dieu de
Paris, par le Dr DOLBEAU (P. F. P.), et recueillies par le Dr BESNIER.
Paris, 1866. 1 vol. in-8............................. 7, fr.

CLINIQUE CHIRURGICALE, par le Dr GOYRAND, publiée par le Dr SILBERT
(d'Aix). Paris, 1871. 1 vol. in-8.................... 9 fr.

COEUR (Du), DE SA STRUCTURE ET DE SES MOUVEMENTS, ou
Traité anatomique, physiologique et pathologique des mouvements du
cœur de l'homme; contenant des recherches anatomiques et physiologiques sur le cœur des animaux vertébrés, par le Dr Max PARCHAPPE. Paris,
1848. 1 vol. in-8, avec un atlas de 10 planches in-4........... 12 fr.

CONGRÈS MÉDICAL INTERNATIONAL DE 1867 (Compte rendu du).
Paris, 1868. 1 vol. in-8, publié par le Dr JACCOUD, secrétaire général. 12 fr.

CONSERVATION DE LA VIE (Essai sur la), par le vicomte de LA-
PASSE, suivi d'un formulaire. Paris, 1860. 1 vol. in-8.......... 7 fr. 50

DENTITION DES ENFANTS (De la première), maladies qu'elle détermine, moyens préventifs et remèdes à employer; hygiène de la bouche, par
M. H. KUHN. Paris, 1865. Brochure in-8°.................. 1 fr. 50

DENTITION (Des accidents de la) chez les enfants en bas âge, et des
moyens de les combattre, par M. DELABARRE. Paris, 1851. 1 vol. in-8, avec
figures dans le texte................................. 1 fr.

DERMATOLOGIE. — Voyez *Annales.*

DESCARTES, considéré comme physiologiste et comme médecin, par le
Dr Bertrand de Saint-Germain. Paris, 1869. 1 vol. in-8............ 7 fr.

DÉVIATION CONJUGUÉE DES YEUX (De la), et de la rotation de la tête
dans certains cas d'hémiplégie, par le Dr Prévost. Paris, 1868. 1 vol.
grand in-8.. 2 fr. 50

DICTIONNAIRE ENCYCLOPÉDIQUE DES SCIENCES MÉDICALES,
publié sous la direction du Dr Dechambre, par demi-volumes en 2 séries
simultanées, la première commençant par la lettre A, la seconde par la
lettre L.

    1re série, 25 demi-volumes en vente.

    2e série, 8 demi-volumes en vente.

    Chaque demi-volume, 400 pages, grand in-8, avec figures....... 6 fr.

DRAINAGE CHIRURGICAL (Du). Traité pratique de la suppuration, par
E. Chassaignac. 2 vol. in-8. Paris, 1859...................... 18 fr.

DYSENTÉRIE (Traité de la), par le Dr Delioux de Savignac. Paris, 1863.
1 vol. in-8... 8 fr.

DYSPEPSIES (Essai sur les), par le Dr Coutaret. Paris, 1870. 1 vol.
in-8... 4 fr.

DYSPEPSIES (Des), par le Dr Chomel. Paris, 1857. 1 vol. in-8.... 6 fr.

EAUX MINÉRALES (Des) dans leurs rapports avec l'économie publique,
la médecine et la législation, par le Dr C. Alibert. 1852. In-8. 1 fr. 50

EAUX MINÉRALES (Guide pratique aux), par le Dr Constantin James.
7e édition, avec une carte-itinéraire des eaux. Paris, 1869. 1 fort vol.
grand in-18 de 600 pages, cartonné............................. 9 fr.

EAUX MINÉRALES DE L'EUROPE (Des principales), par le D^r A.
Rotureau. Paris, 1858-1864. 3 vol. in-8...................... 25 fr.

    On peut avoir séparément : **Allemagne et Hongrie.** 1 vol. in-8,
7 fr. 50; **France,** ouvrage suivi de la législation sur les Eaux minérales.
Paris, 1859. 1 vol. in-8. 10 fr. ; **France** (*Supplément*), Angleterre, Belgique, Espagne et Portugal, Italie et Suisse. Paris, 1864. 1 vol. in-8. 7 fr. 50

EAUX MINÉRALES DES PYRÉNÉES (Précis sur les), par M. le D^r
Verdo. 2e édition. Paris, 1865. 1 vol. gr. in-18, avec une carte.. 3 fr. 50

**EAUX POTABLES (Recherches sur la composition chimique et
les propriétés qu'on doit exiger des),** par M. Hugueny. Paris,
1865, grand in-8.. 3 fr.

ÉDUCATION PHYSIQUE ET MORALE (Traité d'), par le Dr Clavel.
2 vol. grand in-18, avec 2 cartes.............................. 3 fr.

**ÉGYPTE ET DE SON INFLUENCE SUR LE TRAITEMENT DE LA
PHTHISIE PULMONAIRE (Du climat de l'),** par le Prince Ignace
Zagiell. Paris, 1866. 1 vol. in-8, avec carte coloriée............ 4 fr.

**ÉGYPTE ET PALESTINE, OBSERVATIONS SCIENTIFIQUES ET MÉDI-
CALES,** par le Dr E. Godard, avec une préface par Ch. Robin. Paris, 1867.
1 vol. grand in-8, avec un atlas in-4 de 27 planches lithographiées d'après
les dessins de l'auteur.. 24 fr.

ENFANCE (Conseils aux mères concernant l'hygiène et les

maladies les plus communes de l'), par le Dr BOURGAREL. Paris, 1863. 1 vol. in-18...................................... 3 fr. 50

ENFANCE (Études sur la physiologie de la première), par le Dr ALLIX. Paris, 1867. Grand in-8........................... 4 fr.

ENFANTS (De l'éducation des), conseils aux parents pour l'hygiène à suivre, par le D^r Em. LEROY. Paris, 1862. 1 vol. in-18............ 2 fr.

ENFANTS (Conseils à une mère sur la manière d'élever ses), traitement à suivre dans les maladies et accidents qui réclament des soins immédiats, par *Pye Chavasse*; traduit de l'anglais sur la 9e édition, par J. M. DIDSBURY. 1 vol. in-18.................... 1 fr. 50
Voyez *Premier âge*.

ÉPILEPSIE (Traité de l'), histoire, traitement, médecine légale, par le Dr DELASIAUVE. Paris, 1854. 1 vol. in-8................ 7 fr. 50

ESTOMAC (Traité des maladies de l'), par le D^r Th. BAYARD. 2e édition, revue et augmentée. Paris, 1872. 1 fort vol. grand in-8, avec figures dans le texte et une planche tirée en couleur........... 10 fr.

ETHNOLOGIQUES (Fragments), études sur les vestiges des peuples gaëlique et cymrique dans quelques contrées de l'Europe occidentale, etc., par M. J. A. N. PÉRIER. Paris, 1857. Brochure grand in-8....... 3 fr.

FEMME (Système physique et moral de la), par ROUSSEL. Nouvelle édition, contenant une notice biographique sur Roussel et des notes, par le Dr CERISE. Paris, 1860. 1 vol. grand in-18.................... 3 fr.

FIÈVRE PUERPÉRALE (De la nature de la), par M. le Dr BERNE. Paris, 1867, in-8... 2 fr. 50

FIÈVRES INTERMITTENTES ET REMITTENTES (Traité des), des pays tempérés et non marécageux, et qui reconnaissent pour cause les émanations de la terre en culture, par M. le Dr A. BÉRENGUIER. Paris, 1865, in-8... 5 fr.

FIÈVRES PALUDÉENNES (Des), recherches sur leur véritable cause, suivies d'études physiologiques et médicales sur la Sologne, par le Dr BURDEL. Paris, 1858, grand in-18............................... 3 fr. 50

FOLIE (Études médico-psychologiques sur la), par le Dr Alfred SAUZE. Paris, 1 vol. in-8.................................... 5 fr.

FOLIE (Simulation de la), étude médico-légale sur les considérations cliniques et pratiques, à l'usage des médecins experts, des magistrats et des jurisconsultes, par Arm. LAURENT. Paris, 1866. 1 vol. in-8....... 6 fr.

FRACTURES (Des) du bassin, par le D. Amédée TARDIEU. Paris, 1869. 1 vol. in-8.. 2 fr. 25

FRACTURES DU CRANE (Essai sur les signes et le diagnostic des), par le Dr Henri LEDIBERDER. Paris, 1869. 1 vol. in-8..... 2 fr. 50

FROID (Traité du), de son action et de son emploi intus et extra en hygiène, en médecine et en chirurgie, par le Dr BEUNAICHE de la CORDIÈRE. 2e édition. Paris, 1866. 1 vol. in-8..................... 7 fr. 50

GAZETTE HEBDOMADAIRE de médecine et de chirurgie. 1re série, publiée de 1854 à 1863, par le Dr DECHAMBRE. 10 vol. grand in-4....... 250 fr.
Pour la 2e série, voir aux *Publications périodiques*.

GÉNÉRATION (Fonctions et désordres des organes de la), chez l'enfant, le jeune homme, l'adulte et le vieillard, sous le rapport physiologique, social et moral, par M. le Dr W. ACTON. Traduit de l'anglais sur la 3e édition. Paris, 1863. 1 vol. in-8.......................... 6 fr.

GUADELOUPE DE 1865 1866 (Épidémie de la), par M. G. CUZENT. 1 vol. in-8, avec plans, cartes et tableaux. Paris, 1867.................. 4 fr.

GUIDE ADMINISTRATIF ET SCOLAIRE dans les Facultés de médecine, les Écoles supérieures de pharmacie et les Écoles préparatoires du même ordre. De 1791 à 1860, par M. FONTAINE de RESBECQ, chef de bureau au Ministère de l'Instruction publique. Paris, 1860. 1 vol. in-18..... 3 fr.

GYMNASTIQUE DE CHAMBRE, médicale et hygiénique, ou Représentation et description des mouvements gymnastiques n'exigeant aucun appareil ni aide, et pouvant s'exécuter en tout temps et en tous lieux, par le Dr SCHREBER. Paris, 1867. 2e édition. 1 vol. in-8, avec 45 figures.. 3 fr.

GYMNASTIQUE RAISONNÉE AU POINT DE VUE ORTHOPÉDIQUE, HYGIÉNIQUE ET MÉDICAL (Traité de), ou Cours d'exercices appropriés à l'éducation physique des deux sexes, par M. HEISER. Paris, 1854. 1 vol. in-8, avec 123 figures.............................. 6 fr.

HÉMATOLOGIE PATHOLOGIQUE (Essai d'), par M. le professeur ANDRAL. Paris, 1843, in-8.................................. 4 fr.

HERNIES ABDOMINALES (De l'étranglement dans les), et des affections qui peuvent le simuler, par le Dr BROCA (P. F. P.). Paris, 1857. 1 vol. in-8.. 5 fr.

HERPÈS RÉCIDIVANT DES PARTIES GÉNITALES (De l'), par le Dr DOYON. Paris, 1868. 1 vol. in-8....................... 3 fr. 50

HISTOIRE ET LA PHILOSOPHIE (L') dans leurs rapports avec la médecine, par le Dr SAUCEROTTE. Paris, 1863. 1 vol. in-18............. 3 fr.

HISTOLOGIE HUMAINE (Éléments d'), par le professeur KÖLLIKER. 2e édition entièrement remaniée et accompagnée d'un grand nombre de figures nouvelles; traduction par le docteur Marc SÉE (P. A. P.), d'après la 5e édition allemande. Paris, 1870. 1 vol. grand in-8, avec figures. 18 fr.

HOMME (Origine de l') et des sociétés. 1er livre de l'histoire universelle, par madame Clémence ROYER. Paris, 1869. 1 vol. in-8........ 7 fr. 50

HUMEURS (Manuel des), précédé de notions sur les principes immédiats, renfermant l'étude clinique, physiologique et pathologique de tous les liquides de l'organisme, par Fernand PAPILLON. Paris, 1870. 1 vol. in-18, avec figures..................................... 4 fr. 50

INSTITUTIONS SANITAIRES (Des) pendant le conflit austro-prussien-italien, suivi d'un essai sur les voitures d'ambulance, par le Dr EVANS. Paris, 1867. 1 vol. in-8................................. 5 fr.

IODOTHÉRAPIE ou De l'emploi médico-chirurgical de l'iode et de ses composés, et particulièrement des injections iodées, par le Dr BOINET. 2e édition. Paris, 1865. 1 vol. in-8................................ 14 fr.

ITALIE EN 1859 ET 1860 (L'). Statistique médico-chirurgicale de la campagne, par le Dr J. CHENU. Paris, 1869. 2 vol. in-4, et atlas in-f°. 80 fr.

JOURNAL DE MÉDECINE MENTALE, par M. le Dr DELASIAUVE. (Voir aux *Publications périodiques.*)

JOURNAL DE PHARMACIE ET DE CHIMIE. (Voir aux *Publications périodiques*.)

LONGÉVITÉ (Hygiène de), guérison des migraines, maux d'estomac, maux de nerfs et vapeurs, suite de l'Essai sur la conservation de la vie, par le vicomte de LAPASSE. Paris, 1861. 1 vol. in-18............... 2 fr.

LUXATIONS ANCIENNES (Étude sur les), par le Dr LAFAURIE. Paris, 1869. 1 vol. in-8.................. .... 3 fr.

MALADIES. — Voyez *Charbonneuses, Mentales, Vénériennes*.

MANIE RAISONNANTE (Traité de la), par le Dr CAMPAGNE, médecin de l'asile de Montdevergues. Ouvrage couronné par la Société médico-psychologique (prix André). Paris, 1869. 1 vol. grand in-8.............. 8 fr.

MARIAGES ENTRE CONSANGUINS SOUS LE RAPPORT SANITAIRE (Du danger des), par le Dr François DEVAY. 2e édition. Paris, 1860. 1 vol. in-18.................. 2 fr. 50

MASSAGE, DES FRICTIONS ET MANIPULATIONS APPLIQUÉS A LA GUÉRISON DE QUELQUES MALADIES (Du), par M. LAISNÉ. Paris, 1868. 1 vol. in-8, avec figures................... 4 fr. 50

MATERNITÉS (Des), Études sur les maternités et les institutions charitables d'accouchement à domicile dans les principaux États de l'Europe, par le Dr L. LE FORT. Paris, 1866. 1 vol. in-4, avec 11 planches .. 18 fr.

MATIÈRE MÉDICALE ET DE THÉRAPEUTIQUE (Traité de), précédé de considérations générales sur la zoologie, et suivi de l'histoire des eaux naturelles, par le Dr S. DIEU. Paris, 1847-1854. 4 vol. in-8....... 10 fr.

MÉDECINE LÉGALE DES ALIÉNÉS (Traité de la), Historique depuis les temps anciens jusqu'à nos jours, par le Dr MOREL, médecin de l'asile de Saint-Yon. Paris, 1866. 1 vol. in-8.................. 2 fr. 50

MEDICO-CHIRURGICÆ (Selecta praxis), quam Mosquæ exercet Alex. AUVERT, typis et figuris expressa. 120 planches gr. in-folio gravées en taille-douce, avec texte explicatif. 2e édit. Paris, 1856. 2 vol. grand in-folio cartonnés, 500 fr. ; demi-reliure............................ 540 fr.

MÉLANCOLIE (De la), par le Dr DUVIVIER. 1864. 1 vol. grand in-18. 3 fr.

MENTALES (Traité des maladies), par le Dr A. MOREL. Paris, 1860. 1 vol. grand in-8 compacte....... .... 13 fr.

MÉTRITE CHRONIQUE (De la), par le Dr SCANZONI ; traduit de l'allemand par le Dr SIEFFERMANN. Paris, 1866. 1 vol. in-8................... 7 fr.

MORT SUBITE (De la) dans la fièvre typhoïde, par le Dr Georges DIEU-LAFOYE. Paris, 1869. 1 vol. in-8.......................... 2 fr.

MUSÉE ORFILA (Livret du). — Voyez *Anatomie normale.*

MUSIQUE (Théorie physiologique de la), fondée sur l'étude des sensations auditives, par M. HELMHOLTZ ; traduit de l'allemand par M. G. GUÉ-ROULT. Paris, 1868. 1 vol. in-8, avec figures dans le texte........ 11 fr.

NERVEUSES (Des fonctions et des maladies), dans leurs rapports avec l'éducation sociale et privée, morale et physique, par le Dr L. CERISE. 2e édition. 1 vol. in-8. Paris, 1871............................. 7 fr. 50

OEIL (Traité pratique des maladies de l'), par W. MACKENZIE; traduit sur la quatrième édition et augmenté d'annotations, par MM. les Drs WARLOMONT et TESTELIN. Paris, 1857-1866. 3 vol. grand in-8 compactes, avec figures dans le texte.. 45 fr.
Le tome III est vendu séparément................................ 15 fr.
OPÉRATIONS CHIRURGICALES (Traité clinique et pratique des), ou Traité de thérapeutique chirurgicale, par le Dr CHASSAIGNAC (M. A. M). Paris, 1862. 2 vol. grand in-8, avec figures dans le texte. 28 fr.
OPHTHALMOSCOPIE ET OPTOMÉTRIE (Traité pratique d'), par Maurice PERRIN, professeur au Val-de-Grâce. Paris, 1870. 1 vol. grand in-8, avec un atlas de 24 planches en couleur et une échelle typographique disposée en 19 tableaux................................... 32 fr.
OPTIQUE PHYSIOLOGIQUE, par M. HELMHOLTZ; traduite par le D^r Em. JAVAL et M. Th. KLEIN. 1 vol. grand in-8, avec 215 figures dans le texte, et un atlas de 11 planches. Paris, 1867...................... 30 fr.
ORBITE (Traité des tumeurs de l'), par M. le Dr DEMARQUAY (M. A. M.). Paris, 1860. 1 vol. in-8.. 7 fr.
ORIENT (Relation médico-chirurgicale de la campagne d'), de 1854 à 1856, par le Dr SCRIVE. Paris, 1857. 1 vol. in-8.......... 8 fr.
ORIGINE DES ESPÈCES (De l'), par sélection naturelle, ou Des lois de transformation des êtres organisés, par M. Ch. DARWIN; traduit en français par Mme Clémence-Aug. ROYER. 3e édition, revue et corrigée, avec une préface et des notes du traducteur. Paris, 1869. 1 vol. in-8..... 7 fr. 50
OVARIOTOMIE, Traité pratique des maladies des ovaires et de leur traitement, précédé d'un aperçu anatomique et physiologique de ces organes, par M. le Dr BOINET. Paris, 1867. 1 vol. in-8...................... 7 fr.
PARALYSIE GÉNÉRALE (Recherches sur l'anatomie pathologique et la nature de la), par les Drs POINCARÉ et BONNET. Paris, 1869. 1 vol. in-8, avec planches................................ 3 fr.
PATHOLOGIE EXTERNE (Traité élémentaire de), par MM. FOLLIN et DUPLAY. 4 vol. grand in-8, avec figures dans le texte.
En vente, les tomes I et II, par M. FOLLIN, avec 306 figures.... 23 fr.
Le tome III, par M. DUPLAY, avec 173 figures................ 14 fr.
PATHOLOGIE ET DE THÉRAPEUTIQUE GÉNÉRALES (Traité de), par M. JAUMES, professeur à la Faculté de Montpellier; ouvrage publié par son fils, avec une notice biographique, par M. FONSSAGRIVES. Paris, 1869. 1 vol. grand in-8 de 1100 pages............................... 16 fr.
PATHOLOGIE INTERNE (Traité de), par le Dr GRISOLLE (P. F. P.). 9e édit., considérablement augmentée. Paris, 1869. 2 vol. gr. in-8. 18 fr.
PAUL D'ÉGINE (Chirurgie de), texte grec, restitué et collationné sur tous les manuscrits de la Bibliothèque nationale, accompagné de variantes de ces manuscrits et de celles des deux éditions de Venise et de Bâle, ainsi que de notes philologiques et médicales, avec traduction française en regard, précédé d'une introduction, par le docteur René BRIAU. Paris, 1855. 1 vol. grand in-8.. 9 fr.

PEAU (**Traité pratique des maladies de la**), par le Dr A. DEVERGIE.
3e édition. Paris, 1863. 1 vol. in-8, avec figures dans le texte..... 10 fr.

PEAU (**Traité des maladies de la**), comprenant les exanthèmes aigus,
par M. HÉBRA, professeur à la Faculté de Vienne; traduit par le Dr DOYON.
Fascicules 1 à 7.
    Prix de chaque fascicule.. .... 2 fr.

PELLAGRE (**Traité de la**), d'après les observations recueillies en Italie,
en France et principalement dans les asiles d'aliénés, par M. E. BILLOD,
médecin directeur de l'asile de Vaucluse. 2e édition. Paris, 1870. 1 vol. in-8.
                                                          10 fr.

PESTE (**Une épidémie de**) en Mésopotamie en 1867, par le Dr THOLOZAN.
Broch. in-8. Paris, 1869............................. .... 2 fr.

PETIT-LAIT (**Les cures de**) et de raisin, en Allemagne et en Suisse,
dans le traitement des principales maladies chroniques et particulièrement
de la phthisie pulmonaire, par le Dr CARRIÈRE. 1860. 1 vol. in-8. 4 fr. 50

PHARMACIE THÉORIQUE ET PRATIQUE (**Traité de**), de E. SOUBEIRAN.
7e édition, publiée par M. REGNAULT, professeur à la Faculté de médecine. Paris, 1869. 2 forts vol. in-8, avec figures dans le texte... 19 fr.

PHONATION (**Nouvelles recherches sur la**), par M. Ch. BATTAILLE.
Paris, 1860. 1 vol. in-8, avec 7 planches...................... 4 fr.
    Voyez *Chant.*

PHOSPHÈNES (**Essais sur les**), ou Anneaux lumineux de la rétine, considérés sous leurs rapports avec la physiologie de la vision, par le Dr SERRE
(d'Uzès). Paris, 1861. 1 vol. in-8, avec figures dans le texte....... 5 fr.

PHTHISIE PULMONAIRE (**De la cause immédiate de la**), de la
tuberculose et de leur traitement spécifique par les hypophosphites, d'après les principes de la médecine stœchciologique, par le Dr Francis
CHURCHILL. 2e édition. Paris, 1864. 1 fort vol. in-8............... 17 fr.

PHTHISIE PULMONAIRE (**Des pigmentations cutanées dans
la**), par le Dr JEANNIN. Paris, 1869. 1 vol. in-8, avec 1 planche et figures
dans le texte.. ..... 2 fr.

PHYSIOGNOMONIE (**Traité complet de**), ou L'homme moral positivement révélé par l'étude raisonnée de l'homme physique, avec des considérations sur les tempéraments, les caractères, leurs influences réciproques,
par le Dr LEPELLETIER (de la Sarthe). Paris, 1864. 1 vol. in-8.... 7 fr. 50

PHYSIOLOGIE MODERNE (**Influence de la**) sur la médecine pratique,
par MM. les Drs BERNE et DELORE. Paris, 1864. 1 vol. in-8............ 7 fr.

PHYSIOLOGIE (**Introduction à l'étude de la**), Examen des questions
fondamentales sur la vie dans l'organisation animale, par le Dr A. JOIRE.
Paris, 1864. 1 vol. in-18............................... ...... 3 fr.

PHYSIOLOGIE (**Traité de**), appliquée à la médecine et à la chirurgie, par
le Dr LIÉGEOIS (F. A. P.).
    En vente, 1 vol. de 450 pages gr. in-8, avec 100 figures dans le texte,
    comprenant : Introduction — Physiologie générale — Reproduction.
    Paris, 1869..................................... ...... 6 fr. 50
    Et 1 vol. de 150 pages, avec 55 figures dans le texte, comprenant les *mouvements*... ...... 3 fr.

PHYSIOLOGIE ET L'ANATOMIE COMPARÉE DE L'HOMME ET DES ANIMAUX (Leçons sur la), par M. MILNE-EDWARDS, membre de l'Institut. L'ouvrage comprendra environ douze volumes grand in-8 du prix de   9 fr. En vente, les tomes I à IX.............................. 81 fr.

PHYSIOLOGIE. — Voyez *Archives.*

PHYSIOLOGIE de l'*optique* et de la *musique.* — Voyez ces mots.

PHYSIOLOGIE DE L'HOMME ET DES ANIMAUX (Journal de la), par le Dr BROWN-SÉQUARD (P. F. P.), publié de 1858 à 1863. 6 volumes grand in-8, avec planches et figures dans le texte................... 108 fr.

PHYSIQUE MÉDICALE. De la chaleur produite par les êtres vivants, par M. GAVARRET (P. F. P.). Paris, 1855. 1 vol. grand in-18, avec figures dans le texte. Voyez *Vie*... 6 fr.

POISONS (Instruction sur la recherche des), et la détermination des taches de sang dans les expertises chimico-légales, à l'usage des pharmaciens, des médecins et des avocats, par le Dr Jules OTTO; traduit sur la 3e édition par M. STROHL, professeur à l'École supérieure de pharmacie de Strasbourg. Paris, 1869. 1 vol. gr. in-8...................... 3 fr.

POITRINE (Traité des maladies de la), par WALSHE; traduit sur la 3e édit. et annoté par M. FONSSAGRIVES (P. F. M.). Paris, 1870. 1 vol. grand in-8, avec figures dans le texte............................... 10 fr.

PREMIER AGE (Traité de quelques maladies pendant le), par A. MIGNOT. Paris, 1859. 1 vol. in-8.......................... 5 fr.

PREMIERS SOINS A DONNER AVANT L'ARRIVÉE DU MÉDECIN, par le Dr Constantin JAMES. Paris, 1868. 1 vol. in-18 cart., tr. rouges..... 6 fr.

PRINCIPES DE LA DOCTRINE ET DE LA MÉTHODE EN MÉDECINE. Introduction à l'étude de la pathologie et de la thérapeutique, par M. le Dr DELIOUX de SAVIGNAC. Paris, 1861. 1 vol. in-8............... 10 fr.

PSYCHOLOGIE MORBIDE DANS SES RAPPORTS AVEC LA PHILOSOPHIE DE L'HISTOIRE (La), par le Dr MOREAU (de Tours). Paris, 1859. 1 vol. in-8, avec une planche....................................... 8 fr.

QUINQUINA (Recherches expérimentales sur les propriétés du), et ses composés, par le Dr BRIQUET (M. A. M.). Ouvrage couronné par l'Académie des sciences. 2e édition. Paris, 1855. 1 vol. in-8....... 4 fr.

RACES HUMAINES (De la pluralité des), essai anthropologique, par G. POUCHET. 2e édition. Paris, 1864. 1 vol. in-8............... 3 fr. 50

RAPPORTS DU PHYSIQUE et du moral de l'homme, par CABANIS. Nouvelle édit. publiée par le Dr CERISE (M. A. M.). Paris, 1869. 2 vol. gr. in-18. 6 fr.

RECHERCHES SUR LES CONDITIONS ANTHROPOLOGIQUES de la production scient. et esthétique. *Partie anthropol.*, par M. Th. WECHNIAKOFF. 1er *fascicule.* Groupe polytypique et monotypique. 1 vol. in-8...... 3 fr. 2e *fascicule.* Groupe philosophique. 1 vol. in-8.................... 3 fr.

RECRUTEMENT DE L'ARMÉE, et population de la France, par le Dr CHENU. 1 vol. grand in-4. Paris, 1867...................... 3 fr.

RÉGÉNÉRATION DES OS (Traité expérimental et clinique de la), et de la production artificielle du tissu osseux, par le Dr OLLIER, chirurgien en chef de l'Hôtel-Dieu de Lyon. Ouvrage qui a obtenu le grand prix de chirurgie. Paris, 1867. 2 vol. in-8, avec figures dans le texte et planches en taille-douce.   30 fr.

RÉGÉNÉRATION (**Études expérimentales sur la**) des tissus carti-
lagineux et osseux, par le D. H. PEYRAUD. Paris, 1869. 1 vol. in-8, avec
figures et planches... 3 fr. 50

RÉSECTION SOUS-CAPSULO-PÉRIOSTÉE DE L'ARTICULATION DU
COUDE (**De la**), par le Dr MARDUEL. Paris, 1867. 1 vol. in-8..... 3 fr.

ROMAINS (**Assistance médicale chez les**), par le Dr René BRIAU.
Paris, 1866, in-8... 3 fr. 50

ROMAINS (**Service de santé militaire chez les**), par le Dr René
BRIAU. Paris, 1870. 1 vol. in-8........................... 3 fr. 50

SAIGNÉE DANS LA GROSSESSE (**De la**), par le Dr SILBERT (d'Aix). Paris,
1857. 1 vol. in-8.. 4 fr. 50

SEIN ET DE LA RÉGION MAMMAIRE (**Traité des maladies du**),
par le professeur VELPEAU. 2e édition. Paris, 1858. 1 vol. in-8, avec 8 planches gravées... 12 fr.

SIÉGE COMMUN DE L'INTELLIGENCE (**Du**), de la volonté et de la sensibilité chez l'homme, par Max PARCHAPPE. Première partie : preuve pathologique. Paris, 1856, in-8........................... 2 fr. 50

SOCIÉTÉ ANATOMIQUE. — Voyez *Anatomique*.

SOCIÉTÉ D'ANTHROPOLOGIE, *Mémoires* et *Bulletin*.

SOCIÉTÉ DE CHIRURGIE, *Mémoires* et *Bulletin*.
Voir aux *Publications périodiques* et à *Anthropologie* et *Chirurgie*.

SOLITUDE (**La**), par ZIMMERMANN ; traduction nouvelle, par X. MARMIER.
Paris, 1855. 1 vol. grand in-18............................. 3 fr.

SOMMEIL ET DES ÉTATS ANALOGUES (**Du**), considérés surtout au
point de vue de l'action du moral sur le physique, par le Dr A. LIÉBAULT.
Paris, 1866. 1 vol. in-8................................... 6 fr.

SOURCES DE FRANCE, D'ANGLETERRE ET D'ALLEMAGNE (**Études
médicales et statistiques sur les principales**), par le
Dr HERPIN (de Metz). Paris, 1856. 1 vol. grand in-18............. 2 fr.

STRABISME DANS SES APPLICATIONS A LA PATHOLOGIE DE LA
VISION (**Du**), par le Dr E. JAVAL. Paris, 1868. 1 vol. in-8...... 2 fr. 50

SUICIDE POLITIQUE EN FRANCE (**Du**), depuis 1789 jusqu'à nos jours,
par le Dr DES ÉTANGS. Paris, 1860. 1 vol. in-8 .... 3 fr.

SUICIDE et les maladies mentales dans le département de Seine-et-Marne,
avec points de comparaison, en France et à l'étranger, par le Dr Émile
LEROY. Paris, 1870. 1 vol. in-8, avec carte................. 5 fr.

SYSTÈME NERVEUX (**Traité et iconographie du**), et des organes
des sens de l'homme, avec leur mode de préparation, par M. Ludovi
HIRSCHFELD, professeur à la faculté de Varsovie. 2e édition. Paris, 1865.
1 vol. in-8, av. un atlas de 92 pl., dessin. d'après les préparations de l'auteur, par M. LEVEILLÉ. Le texte, 1 vol. in-8 ; l'atlas, 1 vol. in-4 colomb.
Noir................ 60 fr. — Colorié................ 110 fr.
Le texte seul.. 12 fr.

SYSTÈME SPINAL DIASTALTIQUE (Aperçu du), ou Système des actions réflexes dans ses applications à la physiologie et à la pathologie, par Marshall-Hall. Paris, 1855. 1 vol. grand in-18, avec figures..... 2 fr.

TRANSFUSION DU SANG (De la), par le Dr Charles Marmonier. Paris, 1869. 1 vol. in-8.. 4 fr.

TUBERCULOSE (De la) ET PHTHISIE PULMONAIRE, par M. Bouchard (P. A. P.). Paris, 1867, in-8................................ 1 fr. 50

URÈTHRE (Calculs de l') et des régions circonvoisines chez l'homme et la femme, par le Dr Bourdillat. Paris, 1869. 1 vol. in-8, avec fig. 4 fr.

URIAGE ET SES EAUX MINÉRALES, par le Dr A. Doyon, médecin-inspecteur. Paris, 1855. 1 vol. in-18, avec 6 vignettes.......... 3 fr. 50

UTÉRINE (Notes cliniques sur la chirurgie), par le Dr Marion Sims ; traduit de l'anglais par M. Lhéritier, médecin-inspecteur des eaux de Plombières. Paris, 1866. 1 vol. in-8, avec figures dans le texte.. 9 fr.

VACCINE (Conclusions statistiques contre les détracteurs de la), ou Essai sur la durée comparative de la vie humaine au dix-huitième et au dix-neuvième siècle, par le Dr Bertillon. 1857. 1 vol. gr. in-18. 2 fr.

VADE-MECUM DU MÉDECIN PRATICIEN, Précis de thérapeutique spéciale, de pharmaceutique et de pharmacologie, par les Drs A. Moure et Martin. Paris, 1845. 1 beau vol. grand in-18 compacte........ 3 fr. 50
— *Le même*, demi-reliure..................................... 5 fr.

VÉGÉTAUX MÉDICINAUX (Aperçu systématique des), des végétaux alimentaires ainsi que des végétaux employés dans les arts et dans l'industrie, par M. Oberlin. Paris, 1867. 1 vol. in-18................. 2 fr.

VÉNÉRIENNES (Précis iconographique des maladies), par M. le Dr A. Cullerier. Paris, 1866. 1 vol. grand in-18 de 700 pages et 74 planches gravées sur acier et coloriées.......................... 50 fr.
— *Le même*. Gr. in-8 jés., tiré sur chine et colorié, relié maroq. vert. 80 fr.

VÉNÉRIENNES (Traité des maladies), par le Dr J. Rollet. Paris, 1868. 1 fort vol. in-8 compacte................................ 12 fr.

VIE DANS L'HOMME (La), par M. Tissot, doyen de la Faculté de Dijon. Tome I, Psychologie expérimentale. Paris, 1861. 1 vol. in-8..... 7 fr. 50

VIE DANS L'HOMME (La), par le même. Tome II, Psychologie rationnelle. Paris, 1861. 1 vol. in-18.................................... 7 fr. 50

VIE ET LA MORT (Recherches physiologiques sur la), par Bichat, suivies de notes, par le Dr Cerise. 4e édition. Paris, grand in-8..... 3 fr.

VIE (Phénomènes physiques de la), par M. A. Gavarret (P. F. P.). Paris, 1869. 1 vol. in-18..................................... 4 fr.

VIEILLESSE (La) considérée comme maladie et les moyens de la combattre ; par Léop. Turck. 5e édition. 1 vol. in-18. Paris, 1869....... 3 fr.

VOIES URINAIRES, MALADIES DE L'URÈTHRE (Traité des maladies des), par Voillemier, chirurgien de l'Hôtel-Dieu. Paris, 1868. 1 beau vol. grand in-8 compacte, avec 87 figures dans le texte........ 12 fr. 50

HISTOIRE NATURELLE

ALGARUM species, genera et ordines, auctore Agardh, volumen primum algas fucoïdas complectens. Lundæ, 1848. 1 vol. in-8.............. 12 fr.
— Volumen secundum, algas florideas complectens. 5 fascicules. Lundæ, 1851-1863.. 39 fr.

ANIMAUX VERTÉBRÉS (Catalogue des), qui vivent à l'état sauvage dans le département de l'Yonne, avec la clef des espèces et leur diagnose, par M. Paul Bert. Paris, 1864, in-8, 2 planches................. 4 fr.

ANNALES DES SCIENCES NATURELLES. Zoologie, par Milne-Edwards. Botanique, par MM. Brongniart et Decaisne.

ANNALES DES SCIENCES GÉOLOGIQUES.
— Voir aux *Publications périodiques*.

ASCOBOLÉS (Mémoires sur les), par Boudier. 1 vol. grand in-°, avec 8 planches gravées et coloriées. Paris, 1870.................. 10 fr.

AUSTRIACARUM (Physiotypia plantarum). L'impression naturelle appliquée à la représentation des plantes vasculaires, et particulièrement à celle de leur nervation, par MM. Ettingshausen (Constantin d') et Aloïs Pokorny. 500 planches in-folio et 30 planches in-4, imprimé aux frais de l'État par l'Imprimerie Impériale et Royale d'Autriche. Vienne, 1856. 5 vol. in-folio et 1 vol. in-4................................... 740 fr.

BOTANIQUE (Cours de), par M. A. de Jussieu. 1 vol. in-18, avec 812 figures, 9e édition. Paris, 1870...................................... 6 fr.

BOTANIQUE (Histoire de la) et plan des familles naturelles des plantes, par Michel Adanson. 2e édition, préparée par l'auteur et publiée par Al. Adanson et J. Payer. Paris, 1847-1864. 1 vol. grand in-8, avec une planche... 6 fr.

BOTANIQUE (Éléments de), par J. Payer, membre de l'Institut. Paris, 1857, première partie : Organographie. 1 vol. grand in-18, avec 600 figures intercalées dans le texte.. 5 fr.
L'ouvrage sera continué par M. le professeur Baillon.

BOTANIQUE (Leçons élémentaires de), fondées sur l'analyse de 50 plantes vulgaires et formant un traité complet d'organographie et de physiologie végétales, par E. Le Maout. 3e édition, 1867. 1 vol. grand in-8, avec atlas de 50 planches et 750 figures dans le texte.
Avec l'atlas noir........ 12 fr.   Avec l'atlas colorié........ 16 fr.

BUXACÉES ET STYLOCÉRÉES (Monographie des), par M. BAILLON (P. F. P.). Paris, 1859, grand in-8, avec 3 planches gravées........ 5 fr.

CAHIERS D'HISTOIRE NATURELLE. — Voyez *Histoire naturelle*.

CLASSIFICATION ADOPTÉE pour la collection des roches du Muséum d'histoire naturelle de Paris, par M. DAUBRÉE, membre de l'Institut. Paris, 1867. 1 brochure in-8............. .... 2 fr.

CONCHYLIOLOGIE (Atlas de), représentant 1,800 coquilles vivantes ou fossiles, par M. V. DESHAYES, professeur au Muséum. 1 atlas grand in-8 de 130 planches, avec texte explicatif. Prix, avec figures en noir..... 30 fr.
— *Le même*, figures coloriées.......................... .... 72 fr.

CONCHYLIOLOGIE ET PALÉONTOLOGIE CONCHYLIOLOGIQUE (Manuel de), contenant la description et la représentation de près de 5,000 coquilles, par M. le Dr CHENU. Paris, 1862. 2 vol. in-4, avec 4,943 figures dans le texte, dont les principales coloriées.................... 32 fr.

CRUSTACÉS PODOPHTHALMAIRES FOSSILES (Histoire des), par M Alph. MILNE-EDWARDS. Tome 1er, grand in-4, accompagné de 36 planches... 35 fr.

CUVIER (Lettres de Georges), sur la politique et l'histoire naturelle, écrites en allemand, à son ami Pfaff, de 1788 à 1792 ; publiées pour la première fois en français ; traduction du Dr MARCHANT. Paris, 1858. 1 vol. grand in-18, avec une planche.......................... .... 1 fr.

DENTALE (Histoire de l'organisation, du développement, des mœurs et des rapports zoologiques du'), par M. le professeur LACAZE-DUTHIERS. 1858. 1 vol. in-4, avec 14 planches gravées. 25 fr.

DÉVELOPPEMENT DES CORPS ORGANISÉS (Histoire générale et particulière du), par le professeur COSTE. Atlas de 50 planches grand in-plano, gravées en taille-douce, imprimées en couleur et accompagnées de contre-épreuves portant la lettre. Publiée en six livraisons.
Prix de la livraison..... .... 52 fr.
Quatre sont en vente.

DÉVELOPPEMENT DE LA FLEUR ET DU FRUIT (Traité du), par M. BAILLON (P. F. P). Paraît par livraisons renfermant une feuille de texte in-8 et une planche gravée. Prix de la livraison............... 1 fr. 50

DIPTÈRES DES ENVIRONS DE PARIS (Histoire naturelle des), par ROBINEAU. Ouvrage posthume, publié par M. MONCEAUX. 2 vol. in-8. 30 fr.

EUPHORBIACÉES (Étude générale du groupe des), recherche des types — organographie — organogénie — distribution géographique — affinités — classification — description des genres, par M. BAILLON (P. F. P.) Paris, 1858. 1 vol. grand in-8, avec atlas cartonné............. 26 fr.

EUPHORBIARUM (Icones), avec figures de 122 espèces du genre Euphorbia, avec les considérations sur la classification et la distribution géographique des plantes de ce genre, par M. BOISSIER. Paris, 1866. 1 vol. in-folio de 22 planches, avec texte explicatif............. .... 70 fr.

FLORE DES ENVIRONS DE PARIS, ou Description des plantes qui croissent spontanément dans cette région et de celles qui y sont généra'ement cultivées, accompagnées de tableaux synoptiques et d'une carte des environs de Paris, par les Drs Ernest Cosson et E. Germain de Saint-Pierre. 5e édition. Paris, 1861. 1 fort vol. in-8.......................... 15 fr.
   Voyez *Synopsis de la Flore*.

FOURMILIER (Mémoires sur le grand) (*Myrmecophaga jubata*, Linné), par Georges Pouchet, aide-naturaliste au Muséum. Paris, 1868. 1 vol. grand in-4, avec 16 planches lithographiées par M. Leveillé.. 35 fr.

GÉOGRAPHIE BOTANIQUE RAISONNÉE, par M. A. de Candolle. Paris, 1855. 1 tome grand in-8 de 1300 pages, divisé en 2 volumes compactes, avec 2 cartes coloriées......................... 25 fr.

GÉOLOGIE (Introduction philosophique à l'étude de la), par A. Gautier. Paris, 1853. 1 vol. in-8........................ 3 fr.

GÉOLOGIQUE (Carte) des parties de la Savoie, du Piémont et de la Suisse voisines du mont Blanc, par M. Favre. Une feuille grand in-fol. col. 15 fr.

GÉOLOGIQUES (Recherches) dans les parties de la Savoie, du Piémont et de la Suisse voisines du mont Blanc, par M. Alph. Favre, professeur à l'académie de Genève. Paris, 1867. 3 vol. in-8, avec un atlas de 32 planches in-folio, cartonné........................... 60 fr.

GLACIERS (Système glaciaire ou Recherches sur les), leur mécanisme, leur ancienne extension, et le rôle qu'ils ont joué dans l'histoire de la terre, par Agassiz. Paris, 1847. 1 vol. grand in-8, avec un atlas de 3 cartes et 9 planches en partie coloriées...................... 50 fr.

GUÊPES. — Voyez *Vespides*.

HAUTES ÉTUDES (Bibliothèque de l'École des), publiée sous le patronage du ministère de l'Instruction publique, section des sciences naturelles. (Voyez *Publications périodiques*.)

HIPPOPOTAME (Recherches sur l'anatomie de l'), par M. Gratiolet, publiées par les soins du docteur Alix. 1 vol. in-4, avec 13 planches lithographiées........................... 15 fr.

HISTOIRE NATURELLE (Cahiers d'), par MM. Milne-Edwards et Achille Comte. Nouvelle édition. 3 vol. in-12..................... 6 fr.
   On vend séparément : Zoologie, 15 planches.— Botanique, 9 planches. — Géologie, 10 planches. — Chaque cahier est vendu............ 2 fr.

HISTOIRE NATURELLE (Cours élémentaire d'), adopté par le Conseil supérieur de l'Instruction publique et approuvé par Mgr l'archevêque de Paris. 3 vol. grand in-18.

Zoologie, par M. Milne-Edwards, 1871. 11e édit., avec 506 fig. Prix. 6 fr.

Botanique, par M. A. de Jussieu, 9e édit. 1870, avec 812 fig. Prix. 6 fr.

Minéralogie et Géologie, par M. Beudant. 12e édition, 1869, avec 800 figures................................ 6 fr.

Géologie, séparément. 1 vol...................... 4 fr.

HISTOIRE NATURELLE (Notions élémentaires d'), par M. A. Bour-
RUS, professeur au lycée de Mont-de-Marsan ; ouvrage rédigé conformément
aux programmes de l'enseignement spécial pour l'*année préparatoire*
(ZOOLOGIE — BOTANIQUE — GÉOLOGIE). 3e édition. Paris, 1 vol. petit in-8,
avec planches et figures dans le texte...................... 2 fr. 15
    Zoologie et botanique seules.............................. 1 fr. 40
    Géologie seule.. » 75

HISTOIRE NATURELLE (Planches murales d'), par M. Achille COMTE.
Ces planches sont imprimées sur papier à fond noir et coloriées avec le plus
grand soin ; elles mesurent près d'un mètre carré, et comprennent toutes
les questions des programmes d'Histoire naturelle de l'enseignement secondaire et de l'enseignement spécial. — La liste détaillée de cette collection
est envoyée à quiconque veut bien en faire la demande.
1re série. Zoologie, 52 planches en 60 feuilles. — 2me série. Botanique,
26 feuilles. — 3me série. Géologie, 13 planches en 14 feuilles.
    Prix de la collection de 100 planches...................... 350 fr.
    Chaque feuille séparément.................................. 4 fr.

HISTOIRE NATURELLE (Précis d'), de la collection du Baccalauréat ès
sciences. Zoologie — Botanique — Géologie, par M. Alph. MILNE-EDWARDS.
2e édition. Paris, 1868. In-18, avec figures...................... 3 fr.

HISTOIRE NATURELLE appliquée à l'agriculture, à l'industrie, au commerce et à tous les arts technologiques, par M. A. F. NOGUÈS, professeur
à l'École centrale lyonnaise et à l'École Fénelon. Ouvrage rédigé conformément aux programmes pour l'enseignement spécial (ZOOLOGIE —
BOTANIQUE — GÉOLOGIE). En vente : 4e année. Paris, 1870. 1 vol. petit
in-8.. 7 fr.

HYMÉNOPTÉROLOGIQUES (Mélanges), par H. DE SAUSSURE. 1er et
2e fascicules. In-4, avec planches coloriées. Prix de chaque fascicule... 6 fr.

INDEX CANDOLLEANUS, par BUEK, contenant la table des genres, espèces
et synonymes des volumes I à XIII, inclusivement, du Prodromus, par
M. DE CANDOLLE. 2 vol. in-8................................ 30 fr.

JURA ET DES DÉPARTEMENTS VOISINS (Histoire naturelle du).
I. — **Géologie,** par le F. OGÉRIEN. Paris, 1865. In-8, avec 400 figures,
    une carte climatérique et une carte géologique coloriées....... 15 fr·
II. — **Botanique,** par MICHALET. Paris, 1864. 1 vol. in-8....... 5 fr.
III. — **Zoologie vivante,** par le F. OGÉRIEN. Paris, 1863. 1 vol. in-8,
    avec 211 figures... 7 fr.

**LITTORAL DE LA FRANCE (Recherches pour servir à l'histoire
naturelle du**), ou Recueil de mémoires sur l'anatomie, la physiologie,
la classification et les mœurs des animaux de nos côtes, par MM. V. AUDOUIN
et MILNE-EDWARDS. 2 vol. grand in-8 cartonnés, ornés de planches gravées et coloriées... 34 fr.

MAMMIFÈRES (Recherches pour servir à l'histoire naturelle des), par M. Milne-Edwards, membre de l'Institut, et M. Alph. Milne-Edwards. Un volume de texte grand in-4, avec un atlas de même format d'au moins 100 planches, avec leurs explications en regard, dont la plupart colorées. Chaque livraison... 13 fr.
Prix de l'ouvrage pour les souscripteurs, même s'il y a plus de 20 livraisons, 260 fr. — En vente, livraisons 1 à 9.

MEXIQUE, DES ANTILLES ET DES ÉTATS-UNIS (Mémoires pour servir à l'histoire naturelle du), par de Saussure.
1re livraison. — **Crustacés**, 1858. In-4, avec 6 planches......... 9 fr.
2e livraison. — **Myriapodes**, 1860. In-4, avec 7 planches, dont 1 coloriée.. 16 fr.
3e et 4e livraisons, **Orthoptères**, Blattides. Paris, 1865. In-4, avec 2 planches .... 20 fr.

MEXIQUE (Mission scientifique au), dans l'Amérique centrale, publiée par M. le Ministre de l'instruction publique; partie zoologique, publiée sous la direction de M. Milne-Edwards.
En vente, une livraison de chacune des parties suivantes :

MOLLUSQUES, par MM. Fischer et Crowe, 1 livraison de 17 feuilles et 6 planches en 40 couleurs. Grand in-4.

REPTILES, par M. Duméril et Bocourt, 4 feuilles, 10 planches, dont 6 en couleur. In-4.

INSECTES, par M. de Saussure, 17 feuilles, 4 planches, dont 2 en couleur. In-4. — Prix de chaque livraison............................. 14 fr.

MINÉRALOGIE ET GÉOLOGIE (Cours élémentaire de), par M. Beudant. 12e édition. Paris, 1869. 1 vol. in-18, avec 800 figures............ 6 fr.

MINÉRALOGIE ET DE GÉOLOGIE (Éléments de), comprenant des notions de lithologie et un lexique où se trouvent indiqués les caractères génériques des fossiles, par M. Leymerie, professeur à la Faculté de Toulouse. Paris, 1867. 2e édition. 1 vol. in-18 en deux parties, renfermant 300 figures... 9 fr.

MINÉRALOGIE (Cours de), par A. Leymerie, professeur à la Faculté de Toulouse. 2e édition. Paris, 1868. 2 vol. in-8, avec 352 figures...... 12 fr.

MONDE PRIMITIF A SES DIFFÉRENTES ÉPOQUES DE FORMATION (Le), par F. Unger. 16 gravures, avec texte explicatif. 2e édition, revue et augmentée de 2 gravures. Leipzig et Paris, 1860. Gr. in-plano. 16 fr.

MURIERS (Description, culture et taille des), leurs espèces et leurs variétés, par N. C. Seringe. Paris, 1855. 1 vol. grand in-8, avec figures dans le texte, accompagné d'un atlas in-4 de 27 planches.............. 9 fr.

OISEAUX FOSSILES DE LA FRANCE (Recherches anatomiques et paléontologiques pour servir à l'histoire des), par M. Alph. Milne-Edwards. Ouvrage qui a obtenu le grand prix des sciences physiques en 1866. 2 vol. in-4 avec 800 planches, dont plusieurs coloriées.. 200 fr.

ORGANOGÉNIE COMPARÉE DE LA FLEUR (Traité d'), par J. PAYER.
Paris, 1857. 1 vol. grand in-8, avec un atlas de 154 planches gravées en
taille-douce. 2 volumes, demi-reliure maroquin, les planches montées sur
onglets.. 160 fr.

ORTHOPTÉROLOGIQUES (Mélanges), par H. DE SAUSSURE. 1er fascicule.
In-4, avec planches coloriées................................. 6 fr.

OTIA HISPANICA, seu Delectus plantarum rariorum aut nondum rite
notarum per Hispanias sponte nascentium, auctore P. WEBB. Paris, 1853.
1 vol. petit in-folio, avec 45 planches gravées en taille-douce...... 30 fr.

**PALÉONTOLOGIE ET DE GÉOLOGIE STRATIGRAPHIQUES (Cours
élémentaire de)**, par M. Alcide D'ORBIGNY. Paris, 1852. 2 tomes publiés
en 3 vol. in-18, avec 1,046 figures dans le texte.

**PALÉONTOLOGIE STRATIGRAPHIQUE UNIVERSELLE (Prodrome
de)**, faisant suite au Cours élémentaire de paléontologie et de géologie stratigraphiques, par M. Alcide D'ORBIGNY. 3 vol. grand in-18 jésus.... 12 fr.

PALÉONTOLOGIE FRANÇAISE. Description de tous les animaux mollusques
et rayonnés fossiles de France, avec des figures de toutes les espèces, lithographiées d'après nature.

La PALÉONTOLOGIE FRANÇAISE, commencée par Alcide d'Orbigny, est conti-
nuée depuis la mort de ce savant par une réunion de paléontologistes, sous
la réunion d'un comité spécial.

Parties publiées par Alc. D'orbigny.

TERRAIN CRÉTACÉ. — CÉPHALOPODES, 1 vol. de texte, atlas de 150 pl. 48 fr.
   —   —   GASTÉROPODES, 1 vol. de texte, atlas de 91 pl. 30 fr.
   —   —   LAMELLIBRANCHES, 1 vol. de texte, atlas de 257 pl. 80 fr.
   —   —   BRACHIOPODES, 1 vol. de texte, atlas de 111 pl. 35 fr.
   —   —   BRYOZOAIRES, 1 vol. de texte, atlas de 202 pl. 65 fr.
   —   —   ÉCHINIDES IRRÉGULIERS. 1 vol. de texte, atlas de 207 pl. 67 fr.

Ensemble : 6 volumes de texte et 6 atlas comprenant 1,018 pl..... 325 fr.

TERRAIN JURASSIQUE. — CÉPHALOPODES, 1 vol. de texte, atlas de 234 pl. 75 fr.
   —   —   GASTÉROPODES, 1 vol. de texte, atlas de 198 pl. 65 fr.

Ensemble : 2 volumes de texte et 2 atlas ensemble de 432 pl..... 110 fr.

Parties publiées sous la direction du Comité.

TERRAIN CRÉTACÉ : *Échinides II*, Tome VII (septième de la publication),
par M. COTTEAU. — 1 volume de texte et un atlas de 200 planches. 102 fr.

TERRAIN CRÉTACÉ. *Zoophytes,* par M. DE FROMENTEL, 7 livraisons parues.

TERRAIN JURASSIQUE. *Brachiopodes,* par M. DESLONGCHAMPS, 5 livraisons
      parues.
    —   —   *Gastéropodes,* par M. PIETTE, 3 livraisons parues.
    —   —   *Zoophytes,* par MM. DE FROMENTEL et FERRY,
      5 livraisons parues.
    —   —   *Échinodermes,* par M. COTTEAU, 3 livraisons pa-
      rues.

Chaque livraison de 12 planches, avec le texte correspondant........ 6 fr.
Paraît par livraisons de 8 planches tirées à deux teintes, avec le texte correspondant.

VÉGÉTAUX FOSSILES (Terrain jurassique, par M. le Cte DE SAPORTA. Prix de la livraison... 6 fr.

PHYSIOLOGIE COMPARÉE DE L'HOMME ET DES ANIMAUX, par M. MILNE-EDWARDS. — Voyez p. 21.

PHYSIOLOGIE VÉGÉTALE, recherches sur les conditions d'existence des plantes et sur le jeu de leurs organes, par le Dr Julius SACHS; traduit de l'allemand, avec l'autorisation de l'auteur, par M. Marc MICHELI. Paris, 1869. 1 vol. in-8, avec 50 figures dans le texte.................. 12 fr.

PLANTARUM (Theoria systematis), auctore J. AGARDH; accedit familiarum phanerogamarum in series naturales dispositio secundum structuræ normas et evolutionis gradus instituta. Lundæ, 1858. 1 vol. in-8, avec atlas de 28 planches.. 24 fr.

PRODROMUS SYSTEMATIS NATURALIS REGNI VEGETABILIS, sive Enumeratio contracta ordinum, generum specierumque plantarum huc usque cognitarum, par M. DE CANDOLLE. Paris, 1824-1860, in-8.
En vente les tomes I à XVI.................................. 274 fr.
Chacun des volumes depuis le tome VIII, se vend............... 16 fr.
Le tome XIII a une deuxième partie vendue................... 12 fr.
Le tome XV, 1re partie, 1864. 1 vol. in-8.................... 12 fr.
Le tome XV, 2e partie. 1 vol. de près de 1300 pages. Paris, 1866.   34 fr.
Le tome XVI, 2e partie....................................... 16 fr.
Tome XVI, 1re partie.. 12 fr.

RÈGNE ANIMAL (Le), distribué d'après son organisation, pour servir de base à l'histoire naturelle des animaux, et d'introduction à l'anatomie comparée, par M. Georges CUVIER. Publié par une réunion de professeurs. 11 vol. de texte et 11 atlas formant un ensemble de 993 planches, grand in-8 jésus. Les 11 tomes du texte, brochés en 10 vol., les 993 planches et leurs explications réunies en 39 étuis.
Avec planches noires.................................... 590 fr.
Avec planches coloriées............................... 1,310 fr.
Prix d'une demi-reliure de luxe, en 10 vol. de texte et 10 atlas montés sur onglets, ensemble 20 volumes, dos et coins en maroquin, tranche supérieure dorée.. 170 fr.

RÈGNE ANIMAL (Le), disposé en tableaux méthodiques, par Achille COMTE. 91 tableaux sur grand colombier, représentant environ 5,000 figures d'animaux... 114 fr.

RÈGNES ORGANIQUES (Histoire naturelle générale des), principalement étudiée chez l'homme et les animaux, par Isidore GEOFFROY-SAINT-HILAIRE. Paris, 1854 à 1862. 3 vol. in-8.................. 24 fr.

RÈGNE VÉGÉTAL (Introduction au), de A. L. DE JUSSIEU, disposée en tableau méthodique, par A. COMTE. Une feuille gr. in-8 colomb. 1 fr. 25

ROCHES. — Voyez *Classification*.

SAVOIE. — Voyez *Géologie*.

SCOLIA (Catalogus specierum generis) (*sensu latiori*), continens specierum diagnoses, descriptiones synonymiamque, etc., par MM. DE SAUSSURE et SICHEL. Paris, 1864. 1 vol. in-8, avec 2 planches coloriées....... 8 fr.

SOLANACÉES (De la famille des), par M. Alph. MILNE-EDWARDS. Paris, 1864. Grand in-8, avec 2 planches coloriées.................... 4 fr.

SOUVENIRS D'UN NATURALISTE, par A. DE QUATREFAGES, membre de l'Institut. Paris, 1854. 2 vol. in-18............................. 4 fr.

STRUCTURE ET PHYSIOLOGIE DE L'HOMME, démontrées à l'aide de figures coloriées découpées et superposées, par Achille COMTE. 10e édition, 1870. 1 vol. grand in-18, avec atlas de 8 planches gravées en taille-douce et figures dans le texte.................................... 4 fr. 50

SYNOPSIS DE LA FLORE des environs de Paris, destiné aux herborisations, contenant la description des familles et des genres, celle des espèces et des variétés sous la forme analytique, avec leur synonymie et leurs noms français, l'indication des propriétés des plantes employées en médecine, dans l'industrie ou dans l'économie domestique, et une table des noms vulgaires, par les Drs Ernest COSSON et GERMAIN DE SAINT-PIERRE. 2e édition. Paris, 1859. 1 vol. petit in-18.. 4 fr.

VÉGÉTAUX FOSSILES. Voyez *Paléontologie française*.

VESPIDES (Études sur la famille des), par H. DE SAUSSURE. 3 vol. grand in-8 et atlas divisés comme suit : Paris, 1852-1860....... 144 fr.

Monographie des guêpes solitaires, ou de la tribu des Euméniens. Paris, 1852. 1 vol. grand in-8, avec atlas colorié de 22 planches... 36 fr.

Monographie des guêpes sociales. Paris, 1860. 1 vol. grand in-8, avec atlas colorié de 39 planches............................ 65 fr.

Monographie des Masariens. Paris, 1856. 1 vol. grand in-8, avec atlas colorié de 16 planches................................. 42 fr.

VOLCANS (Les), leurs caractères et leurs phénomènes, avec un catalogue descriptif de toutes les formations volcaniques aujourd'hui connues, par SCROPE (Poulett). Ouvrage traduit de l'anglais par E. PIERRAGGI. Paris, 1864. 1 vol. in-8, relié à l'anglaise, avec 2 planches coloriées et figures dans le texte... 14 fr.

ZOOLOGIE (Cours de), par M. MILNE-EDWARDS, membre de l'Institut. Paris, 1871, 11e édition. 1 vol. in-18, avec 506 figures.......... 6 fr. Voyez *Histoire naturelle (Cours d')*.

ZOOLOGIE GÉNÉRALE (Introduction à la), ou Considérations sur les tendances de la nature dans la constitution du règne animal, par M. MILNE-EDWARDS, de l'Institut. Paris, 1853, 1re partie. 1 vol. in-18...... 2 fr. 25

ZOOLOGIE (Notions préliminaires de), par M. MILNE-EDWARDS. Paris, 1853. 1 vol. grand in-18, avec 352 figures....................... 3 fr.

CHIMIE — PHYSIQUE

MATHÉMATIQUES

ALGÈBRE (Précis d'), de la collection du Baccalauréat ès sciences, par M. MAUDUIT, professeur au lycée Saint-Louis. 3e édition, rédigée conformément aux nouveaux programmes. Paris, 1870. 1 vol. in-18...... 1 fr. 40

ANALYSE CHIMIQUE QUALITATIVE (Précis d'). Ouvrage contenant les opérations et les manipulations générales de l'analyse, la préparation et l'usage des réactifs, les caractères des acides et des bases; les essais au chalumeau, la marche de l'analyse qualitative, la détermination des sels, l'essai des eaux potables, l'analyse des eaux minérales, l'analyse des mélanges gazeux, l'analyse immédiate des matières végétales et animales, la recherche des poisons, l'exposition de l'analyse spectrométrique, par MM. C. GERHARDT et CHANCEL. 3e édition. Paris, 1867. 1 vol. grand in-18, avec figures.. 7 fr. 50

ANALYSE CHIMIQUE QUANTITATIVE (Précis d'). Ouvrage contenant la description des appareils et des opérations générales de l'analyse quantitative, les méthodes de dosage et de séparation des bases et des acides, l'analyse par les liqueurs titrées, l'analyse organique, l'analyse des gaz, l'analyse des eaux minérales, des cendres, des terres arables, l'exposition du calcul des analyses, par MM. C. GERHARDT et CHANCEL, professeur à la Faculté de Montpellier. 2e édition. Paris, 1864. 1 vol. grand in-18, avec figures dans le texte.. 7 fr. 50

ANALYSE CHIMIQUE (Tableaux d'). Ouvrage présentant toutes les opérations de l'analyse qualitative, accompagné de nombreuses observations pratiques, par M. A. NORMANDY. Paris, 1858. 1 vol. in-4, avec figures, relié en toile.. 25 fr.

ANNALES DE CHIMIE ET DE PHYSIQUE, par MM. CHEVREUL, DUMAS, PELOUZE, BOUSSINGAULT, RÉGNAULT, WURTZ, avec la collaboration de M. BERTIN. — (Voir aux *Publications périodiques.*)

ANNUAIRE SCIENTIFIQUE, publié depuis 1862, par M. DEHÉRAIN, avec la collaboration de MM. ERNOUF, GUILLEMIN, MAREY, MARGOLLÉ, MENU DE SAINT-MESMIN, RADAU, S. RAYET, E. SAINT-EDME, SCHWŒBLÉ, SIMONIN, TISSANDIER, TRÉLAT, E. VIGNES, WORMS, ZURCHER, formant chaque année un volume in-18, avec figures dans le texte. 8 années publiées. L'année 1870 (neuvième année) est en vente. Chaque vol. est vendu séparément. 3 fr. 50

ARITHMÉTIQUE (Leçons d') à l'usage des classes de troisième et de mathématiques élémentaires, 1ʳᵉ année, par M. A. TISSOT, professeur au lycée Saint-Louis. Paris, 1868. 1 vol. petit in-8.................... 2 fr. 80

ARITHMÉTIQUE (Précis d'), de la collection du Baccalauréat ès sciences, par M. MAUDUIT, professeur au lycée Saint-Louis. 2ᵉ édition, rédigée conformément aux nouveaux programmes. Paris, 1867. 1 vol. in-18... 1 fr. 20

ARITHMÉTIQUE (Traité d'), à l'usage de l'enseignement spécial, par M. C. ROGUET, professeur de mathématiques. Paris, 1867. 1 vol. petit in-8. 3 fr.

ASTRONOMIE (Cours élémentaire d'), par M. DELAUNAY, membre de l'Institut. 5ᵉ édition. Paris, 1870. 1 vol. grand in-18, avec 383 figures dans le texte et 3 planches gravées.............................. 7 fr. 50

BACCALAURÉAT ÈS SCIENCES (Le). — Résumé des connaissances exigées par le programme officiel. 3 vol. grand in-18, avec figures.. 25 fr.

— Littérature, Histoire et Géographie, Philosophie, Arithmétique et Algèbre, Géométrie et Trigonométrie, Géométrie descriptive et Cosmographie, Mécanique, Physique, Chimie, Histoire naturelle.

Chaque partie est vendue séparément. — *Voy.* pour le détail chacun des mots ci-dessus.

CHALEUR CONSIDÉRÉE DANS SES APPLICATIONS (Traité de la), par E. PÉCLET. 3ᵉ édition, entièrement refondue et accompagnée de 650 figures dans le texte. Paris, 1860-1861. 3 vol. grand in-8..... 42 fr.

CHALEUR PRODUITE PAR LES ÊTRES VIVANTS, par M. GAVARRET (P. F. P.). Paris, 1855. 1 vol. in-18, avec figures dans le texte....... 6 fr.

CHIMIE ANALYTIQUE (Traité complet de), par Henri ROSE. Édition française originale. Paris, 1859-1862. 2 vol. grand in-8.......... 24 fr.

Le premier volume est consacré à la chimie qualitative ; le second à la chimie quantitative ; chacun est vendu séparément............. 12 fr.

CHIMIE GÉNÉRALE ET APPLIQUÉE, à l'usage des établissements d'enseignement spécial, par M. GIRARDIN, recteur de l'académie de Clermont. Paris, 1868-1869. 4 vol. petit in-8, avec figures............... 12 fr. 80

On peut avoir séparément :

Première année. 1 vol. petit in-8, 86 figures................... 1 fr. 80

Deuxième année. 1 vol. petit in-8, 202 figures................ 3 fr. 50

Troisième année. 1 vol. petit in-8, 193 figures............... 3 fr. 50

Quatrième année. 1 vol. petit in-8, 285 figures............... 4 fr. »

CHIMIE ÉLÉMENTAIRE APPLIQUÉE AUX ARTS INDUSTRIELS (Leçons de), par M. GIRARDIN, recteur de l'académie de Clermont. 4ᵉ édition (*Entièrement refondue.*)

L'ouvrage forme 5 volumes, chacun est vendu séparément :

CHIMIE MINÉRALE : Métalloïdes. In-8, fig.................. 8 fr.

   — **Métaux**. (*Sous presse*).

CHIMIE ORGANIQUE : Principes immédiats et produits alimentaires, matières textiles et matières tinctoriales, matières animales et fonctions organiques.

CHIMIE THÉORIQUE ET PRATIQUÉE (Manuel de), par ODLING. Édition française publiée avec l'autorisation de l'auteur, par M. Edmond WILLM, chef des travaux à la Faculté de médecine. Première partie, Métalloïdes. Paris, 1868. 1 vol. in-8, avec figures dans le texte............... 7 fr.

CHIMIE GÉNÉRALE, ANALYTIQUE, INDUSTRIELLE ET AGRICOLE (Traité de), par PELOUZE et FRÉMY, membres de l'Institut. Paris, 1867. 3e édition, entièrement refondue, avec nombreuses figures dans le texte.
Cette troisième édition comprend sept volumes grand in-8 compactes et une table alphabétique générale formant un volume à part.
Prix de l'ouvrage complet................................ 100 fr.

CHIMIE (Abrégé de), par MM. PELOUZE et FRÉMY, membres de l'Institut. 6e édition, conforme aux nouveaux programmes de l'enseignement scientifique des lycées. Paris, 1869. 3 vol. grand in-18, avec 161 figures intercalées dans le texte... 6 fr.
On peut avoir séparément :
1re partie, Généralités. Métalloïdes. 1 vol. avec 83 figures......... 2 fr.
2e partie, Métaux et Métallurgie. 1 vol. avec 48 figures........... 2 fr.
3e partie, Chimie organique. 1 vol. avec 30 figures............... 2 fr.

CHIMIE (Notions générales de), par PELOUZE et FRÉMY, membres de l'Institut. Paris, 1853. 1 beau volume imprimé avec luxe, accompagné d'un atlas de 24 planches en couleur, cartonné..................... 10 fr.
— *Le même ouvrage*, édition classique, avec 24 planches en noir.... 5 fr.

CHIMIE (Premiers éléments de), par M. REGNAULT, membre de l'Institut. 5e édition. Paris, 1869. 1 vol. grand in-18, avec 142 figures dans le texte.. 5 fr.

CHIMIE (Cours élémentaire de), par M. REGNAULT, membre de l'Institut. 6e édition. Paris, 1868. 4 vol. grand in-18, avec 2 planches en taille-douce et 700 figures dans le texte........................... 20 fr.

CHIMIE (Précis de), de la collection du Baccalauréat ès sciences, par L. TROOST. 3e édition, rédigée conformément aux nouveaux programmes et suivie de quelques notions de chimie organique. Paris, 1870. 1 vol. in-18, avec figures..................................... 3 fr.

CHIMIE (Traité élémentaire de), par M. L. TROOST. 3e édition, entièrement refondue. Paris, 1872. 1 vol. petit in-8, avec 421 figures dans le texte.. 7 fr.

CHIMIE MÉDICALE (Traité élémentaire de), comprenant quelques notions de toxicologie et les principales applications de la chimie à la physiologie, à la pathologie, à la pharmacie et à l'hygiène, par Ad. WURTZ, membre de l'Institut.
I. Chimie inorganique. 2e édition. Paris, 1868. 1 vol. in-8, avec figures. 8 fr.
II. Chimie organique. Paris, 1868. 2e édition. 1 vol. in-8, avec figures. 8 fr.

CHIMIE MODERNE (Leçons élémentaires de), par Ad. WURTZ, membre de l'Institut. 2e édition, revue et augmentée. 1 vol. in-12, avec 31 figures dans le texte. Paris, 1871..................... 7 fr. 50

CHIMIE HYDROLOGIQUE (Traité de), comprenant des notions générales d'hydrologie, l'analyse des eaux douces et des eaux minérales, par M. J. Lefort. Paris, 1859. 1 vol. grand in-8, avec figures......... 8 fr.

CHIMIE PHYSIOLOGIQUE ANIMALE (Précis de), par M. J. Lehmann. Paris, 1855. 1 vol. in-18, avec 26 figures dans le texte............ 2 fr.

CHIMIE APPLIQUÉE A LA PHYSIOLOGIE ET A LA THÉRAPEUTIQUE, par M. Mialhe (M. A. M.). Paris, 1856. 1 vol. in-8....... 9 fr.

CHIMIE APPLIQUÉE A LA PHYSIOLOGIE ANIMALE, A LA PATHOLOGIE ET AU DIAGNOSTIC MÉDICAL, par M. P. Schutzenberger. Paris, 1864. 1 vol. in-8.. 6 fr.

CHIMIE ORGANIQUE (Traité de), par J. Liebig. Édition française, revue et considérablement augmentée par l'auteur, et publiée par Ch. Gerhardt. Paris, 1841-1844. 3 vol. in-8.............................. 25 fr.

COLORANTES (Traité des matières), comprenant leurs applications à la teinture et à l'impression, par P. Schutzenberger ; publié sous les auspices de la Société industrielle de Mulhouse, et avec le concours du Comité de chimie. Paris, 1867. 2 vol. in-8, avec fig. et échantillons. 19 fr.

COMPTABILITÉ (Cours complet de), à l'usage des établissements d'enseignement, par M. Barré, professeur à l'École supérieure de commerce et au collége Chaptal. 1re et 2e année. 1 vol. petit in-8........ 3 fr. 50
Le cours complet comprendra 4 années. -- Chaque année est vendue séparément.

CONSERVATION DE LA FORCE, par Helmholtz, précédé d'un exposé élémentaire de la réciprocité des forces ; traduit avec le concours de l'auteur, par M. Louis Pérard, professeur à l'Université de Liége. Paris, 1869. 1 vol. petit in-8.. 3 fr. 50

COSMOGRAPHIE (Précis de), de la collection du Baccalauréat ès sciences, par M. A. Tissot, professeur au lycée Saint-Louis. 2e édition, conforme aux nouveaux programmes. Paris, 1868. 1 vol. in-18, avec figures dans le texte.. 2 fr. 40

COSMOGRAPHIE (Leçons de), par M. H. Viguier, professeur au lycée de Montpellier. Paris, 1869. 1 vol. in-18, avec planches............ 3 fr.

COSMOGRAPHIE (Principes de), par M. Guiraudet, doyen à la Faculté des sciences de Lille. Troisième année. 1 vol. petit in-8, avec 101 figures dans le texte. Paris, 1870............................. 2 fr. 20

COULEURS (Chimie des), pour la peinture à l'eau et à l'huile, comprenant l'historique, les propriétés physiques et chimiques, la préparation, la falsification, l'action toxique, et l'emploi des couleurs anciennes et nouvelles, par M. J. Lefort. Paris, 1855. 1 vol. grand in-18......... 4 fr.

ÉLECTRICITÉ (Traité d'), par M. Gavarret (P. F. P.). Paris, 1857-1858. 2 vol. in-18, avec 448 figures..................................... 16 fr.

ÉLECTRICITÉ CONSIDÉRÉE AU POINT DE VUE MÉCANIQUE (Recherches théoriques et expérimentales sur l'), par M. Marié-Davy, astronome à l'Observatoire de Paris. Paris, 1862, fascicules 1 et 2. Prix de chaque fascicule... 3 fr.

ÉTUDES BIOGRAPHIQUES pour servir à l'histoire des sciences, par M. P. A. CAP. 2e série: Chimistes, Naturalistes, Médecins et Pharmaciens. Paris, 1864. 1 vol. grand in-18.............................. 3 fr.

GAZOMÉTRIQUES (Méthodes), par le professeur Robert BUNSEN ; traduit de l'allemand, avec le concours de l'auteur, par M. Th. SCHNEIDER. Paris, 1858. 1 vol. in-8, avec 60 figures dans le texte................... 5 fr.

GÉOGRAPHIE (Précis de), par E. LEVASSEUR. Extrait du Baccalauréat ès sciences. Paris, 1865. 1 vol. in-18......................... 1 fr. 75

GÉOMÉTRIE (Précis de), de la collection du Baccalauréat ès sciences, par M. M. T. VACQUANT, professeur au lycée Saint-Louis. 3e édition, rédigée conformément aux nouveaux programmes. Paris, 187?. 1 vol. in-18, avec fig... .... 2 fr. 60

GÉOMÉTRIE DESCRIPTIVE (Précis de), de la collection du Baccalauréat ès sciences, par M. A. TISSOT, professeur au lycée Saint-Louis. 2e édition, conforme aux nouveaux programmes. 1 vol. in-18, avec 96 figures dans le texte........ .... 1 fr.

GÉOMÉTRIE PLANE (Leçons élémentaires de), par M. Ch. ROGUET. Ouvrage rédigé conformément aux programmes de l'enseignement spécial pour l'*année préparatoire*. Paris, 1868. 1 vol. petit in-8, avec 80 fig.   1 fr.

GÉOMÉTRIE (Traité de), comprenant les applications aux arts et à l'industrie; ouvrage rédigé conformément aux programmes de l'enseignement spécial, par M. C. ROGUET.

1re année.— **Géométrie plane.** 1 vol. petit in-8, avec 326 figures.   4 fr.

2e année. — **Géométrie dans l'espace.** 1 vol. petit in-8, avec 281 fig.   4 fr.

3e année. — **Géométrie descriptive.** 1 vol. petit in-8, avec 16 planches.
3 fr. 50

GRAVURE HÉLIOGRAPHIQUE (Traité pratique de) sur acier et sur verre, par NIEPCE DE SAINT-VICTOR, avec un portrait de l'auteur gravé par ses procédés. Paris, 1856, petit in-4.............................. 5 fr.

HAUTES ÉTUDES (Bibliothèque de l'École des), publiée sous les auspices du ministère de l'Instruction publique, section des sciences physiques et chimiques. (Voyez *Publications périodiques*.)

HISTOIRE DE FRANCE (Précis d'), par E. LEVASSEUR. Extrait du Baccalauréat ès sciences. Paris, 1865. 1 vol. in-18, avec fig. et cartes.   3 fr. 50

HOUILLE DANS LE ROYAUME D'ITALIE (De la). Mémoire sur de nouvelles conséquences géologiques et industrielles, par MONTAGNA ; traduction faite par L. AUVERMAN. 1 vol. in-8, avec 9 planches.............. 5 fr.

HYDROTIMÉTRIE. Nouvelle méthode pour déterminer les proportions des matières en dissolution dans les eaux de sources et de rivières, par MM. BOUTRON et F. BOUDET (M. A. M.). 4e édit. Paris, 1866, grand in-8.   3 fr.

IMPRESSION DES TISSUS (Traité théorique et pratique de l'), par M. PERSOZ, professeur au Conservatoire des arts et métiers. Paris, 1846. 4 beaux vol. in-8, avec 165 figures et 429 échantillons d'étoffes intercalés dans le texte, et accompagnés d'un atlas de 10 planches in-4 gravées en taille-douce, dont 4 sont coloriées. Ouvrage auquel la Société d'encouragement a accordé une médaille de 3,000 francs. — Prix.......... 70 fr.

INDUSTRIE MODERNE (De l'), par Verdeil. 1861. 1 vol. in-8. 7 fr. 50

LITTÉRATURE (Précis de), par O. Gréard. Extrait du Baccalauréat ès sciences. 1 vol. in-18... 1 fr. 25

MÉCANIQUE (Précis de), de la collection du Baccalauréat ès sciences, par M. Burat, professeur au lycée Saint-Louis. 2e édition, conforme aux récents programmes. In-18, 227 pages, 200 figures...................... 3 fr.

MÉCANIQUE (Cours élémentaire de), par M. Delaunay, membre de l'Institut. 7e édit. Paris, 1870. 1 vol. in-18, av. 551 fig. dans le texte. 8 fr.

MÉCANIQUE RATIONNELLE (Traité de), contenant les éléments de mécanique exigés pour l'admission à l'École po'ytechnique, et toute la partie théorique du cours de mécanique et machines de cette École, par M. Delaunay. 4e édition. Paris, 1866. 1 vol. in-8, avec 127 figures dans le texte. 8 fr.

MÉCANIQUE (Cours de) théorique et appliquée, à l'usage des établissements d'enseignement spécial, des Écoles d'arts et métiers et des industriels, par MM. Fustcgueras et Hergot, préparateurs à l'École normale spéciale de Cluny. 4e année de l'enseignement. Paris, 1869. 1 vol. petit in-8, avec 132 figures dans le texte.... .... 3 fr. 20

MÉCANIQUE (Cours de) pure et appliquée, professé à l'École normale spéciale de Cluny, par Ch. Viry. Paris, 1870. 4 vol. in-4, avec fig. 30 fr.
Prix de chaque volume séparément........................ 10 fr.

MÉCANIQUE EXPÉRIMENTALE ET DE MÉCANIQUE APPLIQUÉE (Principes de), à l'usage des établissements d'enseignement spécial, par M. Guiraudet, doyen de la Faculté des sciences de Lille. Paris, 1868. 1 vol. petit in-8.
1re partie (3e *année de l'enseignement*). 1 vol. petit in-8, avec 176 fig. 2 fr. 80
2e partie (4e *année*). 1 vol. petit in-8, avec 90 figures............ 2 fr. 80

MÉTÉOROLOGIE. Les mouvements de l'atmosphère et des mers, considérés au point de vue de la prévision du temps, par M. Marié-Davy, astronome à l'Observatoire de Paris. Paris, 1866. 1 vol. grand in-8, avec figures et 24 cartes coloriées.. 10 fr.

MUSIQUE (Théorie physiologique de la), par M. Helmholtz. — Voyez p. 18.

OPTIQUE PHYSIOLOGIQUE, par M. Helmholtz. — Voyez p. 19.

PHÉNOMÈNES PHYSIQUES DE LA VIE, par M. Gavarret, professeur à la Faculté de médecine (M. A. M.). Paris, 1869. 1 vol. in-18..... 4 fr.

PHÉNOMÈNES PHYSIQUES DES CORPS VIVANTS (Leçons sur les), par Matteucci. Paris, 1847. 1 vol. grand in-18, avec 18 figures.. 3 fr. 50

PHILOSOPHIE (Précis de), de la collection du Baccalauréat ès sciences, par M. Brisbarre. Paris, 1865. 1 vol. in-18................. 1 fr. 50

PHOTOGRAPHIE (Traité général de), par D. V. Monckhoven. 5e édition refondue et comprenant un chapitre spécial sur les agrandissements photographiques. Paris, 1865. 1 vol. grand in-8, avec 277 figures dans le texte........................ .... 10 fr.

PHOTOGRAPHIQUE (Traité d'optique), comprenant la description des objectifs et appareils d'agrandissement, par M. Van MONCKHOVEN. Paris, 1866. 1 vol. in-12, avec 85 figures dans le texte et 5 planches...... 4 fr.

PHYSIQUE (Précis de), de la collection du Baccalauréat ès sciences, par M. FERNET, professeur au lycée Saint-Louis. 3e édition, rédigée conformément aux nouveaux programmes. Paris, 1870. 1 vol. in-18, avec figures dans le texte..................... 3 fr.

PHYSIQUE ÉLÉMENTAIRE (Traité de), suivi de problèmes, par MM. Ch. DRION et Em. FERNET. 4e édition entièrement refondue, par M. FERNET. 1 vol. petit in-8, avec 685 figures dans le texte. Paris, 1872 ...... 8 fr.

PHYSIQUE (Leçons de), rédigées conformément aux nouveaux programmes pour l'enseignement spécial, par M. VACCA, professeur au lycée de Metz.

    Première année. 1 vol. petit in-8, avec 198 figures ... . 2 fr. 20
    Deuxième année. 1 vol. petit in-8, avec 278 figures......... 3 fr. 50

PHYSIQUE (Précis élémentaire de), par SOUBEIRAN. 2e édition augmentée. Paris, 1844. 1 vol. in-8, avec 13 planches in-4............ 5 fr.

PHYSIQUE MÉDICALE, par M. A. GAVARRET. (Voyez *Médecine*, p. 21.)

SPHÉROÏDAL (Études sur les corps à l'état), nouvelle branche de physique, par M. BOUTIGNY (d'Évreux). 3e édition. Paris, 1857. 1 vol. in-8, avec 26 figures... 7 fr.

TÉLÉGRAPHIE ÉLECTRIQUE, par M. GAVARRET. Paris, 1861. 1 vol. in-18, avec 100 figures dans le texte .... 5 fr.

TRIGONOMÉTRIE (Précis de), de la collection du Baccalauréat ès sciences, par M. VACQUANT, professeur au lycée Saint-Louis. 1e édition, conforme aux nouveaux programmes. Paris, 1868. 1 vol. in-18..... 1 fr. 20

VERDET (Œuvres d'E.), publiées par les soins de ses élèves. 8 volumes gr. in-8 raisin, avec figures dans le texte, et imprimés avec luxe par l'Imprimerie nationale.

Prix pour les souscripteurs à l'ouvrage complet.................... 75 fr.
On peut avoir séparément :

TOME I. **Introduction**, par M. DE LA RIVE, mémoires originaux.. 12 fr.

TOMES II et III. **Cours de physique** professé à l'École polytechnique, publié par M. E. FERNET, répétiteur à l'École polytechnique. 2 vol. grand in-8, avec figures dans le texte................................. 24 fr.

TOME IV. **Conférences de physique** faites à l'École normale, publiées par M. A. GERNEZ, ancien élève de l'École normale. 1 vol. in-8, publié en deux parties, avec fig. dans le texte....................... 18 fr.

TOMES V et VI. **Leçons d'optique physique**, publiées par M. LEVISTAL, ancien élève de l'École normale. 2 vol. in-8, avec fig. dans le texte. 24 fr.

TOMES VII et VIII. **Théorie mécanique de la chaleur**, publiée par MM. A. PRUDHON et VIOLLE, anciens élèves de l'École normale. 2 vol. grand in-8, avec figures dans le texte................................. 24 fr.

AGRICULTURE — HORTICULTURE

ÉCONOMIE RURALE

AGRICULTURE (Journal de l'), par M. J.-A. BARRAL.
(Voir aux *Publications périodiques*.)

AGRICULTURE A L'EXPOSITION UNIVERSELLE DE LONDRES EN 1862 (L'), par A. JOURDIER. Paris, 1863. 1 vol. in-18.............. 1 fr.

AGRICULTURE DU NORD DE LA FRANCE (Études sur l'), par J.-A. BARRAL. 2 vol. in-8, avec planches et figures dans le texte. Paris, 1870.. 25 fr.

AGRICULTURE (Catéchisme de l'), par MM. BAUDRY et JOURDIER. 2e édition, revue et corrigée. Paris, 1867. 1 vol. in-18, avec 89 figures.. 1 fr.

AGRICULTURE (Le nouveau Théâtre d'), ou Description raisonnée des travaux nécessaires à la culture des terres, accompagnée d'une étude comparative des auteurs latins qui ont écrit sur l'agriculture, par M. H. DAUDIN. Paris, 1864. 1 vol. in-8...................... 7 fr. 50

AGRICULTURE (Traité élémentaire d'), par MM. GIRARDIN et DU BREUIL. 2e édition. Paris, 1863. 2 vol. in-18, avec 955 figures dans le texte.. 16 fr.

ALMANACH de l'Agriculture, publié chaque année par J.-A. BARRAL. 50 c.

AMIDON DU MARRON D'INDE (De l'), et des fécules amylacées d'autres substances végétales non alimentaires, au point de vue économique, chimique, agricole et technique, par MM. A. THIBERGE et REMILLY. 2e édition. Paris, 1857. 1 vol. in-18, avec planches gravées................ 1 fr.

AMPÉLOGRAPHIE FRANÇAISE OU TRAITÉ DE LA VIGNE, comprenant la statistique, la description des meilleurs cépages, l'analyse chimique du sol, et les procédés de culture et de vinification des principaux vignobles de la France, par Victor RENDU, inspecteur général de l'agriculture. Paris, 1857. 1 vol. de texte in-folio, et un atlas de 70 planches magnifiquement coloriées .... 200 fr.

— *Le même ouvrage*, le texte seul, 1 beau vol. grand in-8, avec une carte.. 6 fr.

ANIMAUX DOMESTIQUES (Études sur les), par le comte GUY DE CHARNACÉ. — Amélioration des races. — Consanguinité. — Haras. Paris, 1864. 1 vol. grand in-18 .... 3 fr. 50

ARBORICULTURE DES INGÉNIEURS (Manuel d'). Plantations d'alignement forestières et d'ornement, boisement des dunes, des talus, haies vives, des parcelles excédantes des chemins de fer, par M. A. DU BREUIL. 2ᵉ édition. Paris, 1865. 1 vol. in-18, avec 234 fig. dans le texte.... 3 fr. 50

ARBRES ET ARBRISSEAUX (à fruits de table), par M. A. DU BREUIL. 6ᵉ édition du Cours d'arboriculture. Paris, 1868. 1 vol. in-18, avec 573 figures intercalées dans le texte, et planches gravées.............. 8 fr.

ARBRES FRUITIERS (Instruction élémentaire sur la conduite des). Greffe, — taille, — restauration des arbres mal taillés ou épuisés par la vieillesse. — Culture, — récolte et conservation des fruits, par M. A. DU BREUIL. 8ᵉ édition. Paris, 1871. 1 vol. in-18, avec 191 figures... 2 fr. 50

BORDEAUX ET SES VINS classés par ordre de mérite, par M. Ed. FÉRET. 2ᵉ édition. 1 vol. in-18, orné de 73 vignettes.................... 4 fr.

BOTANIQUE (Cours élémentaire de), appliquée à l'agriculture, par le professeur Charles CAVE. Paris, 1870. 1 vol. in-18.............. 1 fr.

CATÉCHISME D'AGRICULTURE. — Voyez *Agriculture*.

CAZALIS-ALLUT (Œuvres agricoles de), publiées par son fils le Dʳ F. CAZALIS, et précédées d'une notice biographique par M. MAS. Paris, 1865. 1 vol. in-8, avec portrait.. 6 fr.

CHAMPIGNONS COMESTIBLES ET VÉNÉNEUX (Atlas des), représentant les cent espèces ou variétés les plus répandues, avec un texte explicatif contenant la description détaillée des cent espèces, l'indication des lieux où elles croissent, leurs qualités alimentaires ou nuisibles, par J. ROQUES. Extrait de la 2ᵉ édition. Paris, 1864. 1 atlas grand in-4 de 24 planches coloriées.. 15 fr.
Voyez *Végétaux dangereux*.

CHASSELAS A THOMERY (Culture du), par ROSE-CHARMEUX. Paris, 1862. 1 vol. in-18, avec 41 figures....................................... 2 fr.

CHEVAL (Lettres sur les substances alimentaires, et particulièrement sur la viande du), par Isidore GEOFFROY-SAINT-HILAIRE. Paris, 1856. 1 vol. grand in-18........................ 1 fr.

CONSEILS A LA JEUNE FERMIÈRE, par P. JOIGNEAUX. 2ᵉ édition. Paris, 1861. 1 vol. grand in-18, avec figures dans le texte. .... 1 fr.

DANEMARK, LE HOLSTEIN ET LE SLESWIG (Études économiques sur le), par M. Eugène TISSERAND, directeur des domaines nationaux de l'État. Paris, 1865. 1 vol. in-4, accompagné de 3 cartes et 10 pl. lithogr.   10 fr.

ENGRAIS CHIMIQUES (Les), au point de vue des intérêts agricoles. — Réponse aux Conférences de Vincennes. — Examen des résultats obtenus, par M. ROHART, chimiste-manufacturier. Paris, 1869. 1 vol. in-18.. 3 fr.

ENGRAIS COMMERCIAUX (Simples notions sur l'achat et l'emploi des), par M. Bobierre, directeur de l'École préparatoire de Nantes. Paris, 1869. 1 vol. petit in-18, avec 2 planches en couleur et figures dans le texte.. 2 fr.

FERMENTATION (Traité théorique et pratique de la), considérée dans ses rapports généraux avec les sources naturelles et l'industrie, par M. Basset. Paris, 1858. 1 vol. grand in-18................ 3 fr. 50

FRUITS A CULTIVER (Les), leur description, leur culture, par M. F. J. Jamin. 1 vol. in-18... 1 fr. 50

FUMIERS ET AUTRES ENGRAIS ANIMAUX (Des), par M. Girardin, recteur de l'académie de Clermont. 7e édition, revue, corrigée et augmentée (*sous presse*).

GARANCE (Essai sur la), par Sacc. Paris, 1861. 1 broch. in-8. 3 fr. 50

GRAINES (Traité des) de la grande et de la petite culture, par M. P. Joigneaux. Paris, 1867. 1 vol. in-18, avec figures.................. 3 fr.

GREFFER (L'art de), par M. Ch. Baltet. Paris, 1868. 1 vol. grand in-18, avec 113 figures dans le texte.................................... 3 fr.

HORTICULTURE EN BELGIQUE (L'), son enseignement, ses institutions, son organisation officielle, par M. Ch. Baltet. Paris, 1865. 1 vol. in-4, avec 7 planches... 10 fr.

HYGIÈNE DES ANIMAUX DOMESTIQUES, chevaux, moutons, bœufs, porcs, par André Sanson. Paris, 1870. 1 vol. petit in-8. 4 fr.

INSECTES. De la nécessité de protéger les animaux utiles pour prévenir naturellement les dégâts causés par les souris et les insectes, par M. Gloger. Paris, 1863. Brochure in-18........................... 80 c.

INSECTES NUISIBLES AUX FORÊTS ET AUX ARBRES D'AVENUE (Les), par M. le colonel C. Goureau. Paris, 1867. 1 vol. in-8..... 5 fr.

INSECTES NUISIBLES A L'HOMME, AUX ANIMAUX ET A L'ÉCONOMIE DOMESTIQUE (Les), par M. Goureau. Paris, 1866, in-8... 4 fr.

INSECTES NUISIBLES AUX ARBRES FRUITIERS, AUX PLANTES POTAGÈRES, AUX CÉRÉALES ET AUX PLANTES FOURRAGÈRES (Les), par M. C. Goureau. Paris, 186?. 1 vol. in-8.............. 5 fr.

INSECTES DU PIN MARITIME (Histoire des), par Ed. Perris. T. Ier, **Coléoptères.** — Paris, 1863. 1 vol. in-8, avec 12 pl........ 25 fr.

JOURNAL de la Ferme et des Maisons de campagne, revue complémentaire du *Livre de la Ferme*, publié du 1er janvier 1865 au 31 décembre 1866. 4 beaux volumes grand in-8, avec nombreuses illustrations, par MM. Joigneaux, André, Baltet, Fischer, Koltz, Pons-Tande, etc., etc. — Prix des 4 volumes.. 48 fr.

LE LIVRE de la Ferme et des Maisons de campagne, publié sous la direction de M. P. Joigneaux, par une réunion d'agronomes. 2e édition. 2 vol. grand in-8 jésus, de 2,160 pages, imprimés sur deux colonnes avec 1,720 figures intercalées dans le texte.............. 32 fr.

PIN MARITIME (Mise en valeur des terres pauvres par le), culture et exploitation de cette essence en Gascogne et en Sologne, par M. Boitel, inspecteur général de l'agriculture. 2e édit. Paris, 1857. 1 vol. grand in-8, avec une planche et vignettes.................... 3 fr.

PISCICULTURE PRATIQUE (Traité de), ou Des Procédés de multiplication et d'incubation naturelle ou artificielle des poissons d'eau douce, par M. Koltz. 3e édition. Paris, 1866. 1 vol. in-18, avec de nombreuses figures.. 2 fr. 50

POIRIER (Culture du), comprenant la plantation, la taille, la mise à fruit et la description des cent meilleures poires, par M. Ch. Baltet. 4e édition. Paris, 1867. In-18, avec figures..... .... 1 fr.

PRAIRIES IRRIGUÉES (De la création des), principes économiques et techniques, suivis d'un appendice sur le drainage et l'irrigation par le drainage, par le professeur Dunckelberg, de Wiesbaden. Traduit de l'allemand par M. Cochard. Paris, 1869. 1 vol. grand in-8, avec figures dans le texte et cartes coloriées............................. .... 5 fr.

QUESTIONS industrielles, questions sociales, considérations sur l'état présent et l'avenir des classes ouvrières en France, par le Dr A. Joire. Paris, 1870. 1 vol. in-18... 3 fr.

RUSSIE (Un mois en). Notes de voyage d'un membre du Jury à l'Exposition internationale d'horticulture de Saint-Pétersbourg, par Ed. André. Paris, 1870. 1 vol. in-18, avec figures..................... 3 fr. 50

TRILOGIE AGRICOLE. — Force et faiblesse de l'agriculture française. — Services rendus par la chimie à l'agriculture, les engrais chimiques et le fumier de ferme, par M. J.-A. Barral. Paris, 1867. 1 vol. in-18.   3 fr. 50

VÉGÉTAUX DANGEREUX (Notions sanitaires sur les), par M. Achille Comte. 3 planches de près d'un mètre carré chacune, et contenant environ 100 figures coloriées avec soin. Pl. I, Champignons comestibles; pl. II, Champignons dangereux ; pl. III, Plantes vénéneuses avec un cahier de texte explicatif in-4°................................. 15 fr.

VEILLÉES DE LA FERME DU TOURNE-BRIDE (Les), ou Entretiens sur l'agriculture, l'exploitation des produits agricoles et l'arboriculture, par P. J. de Varennes (P. Joigneaux). 2e édition. Paris, 1868. 1 vol. in-12, avec figures dans le texte............................... 1 fr.

VER A SOIE (Nouvelles recherches faites en 1859 sur les maladies actuelles du), par A. de Quatrefages, membre de l'Institut. Paris, 1860. 1 vol. in-4............................... 3 fr. 50

VER A SOIE (Études sur les maladies actuelles du), par A. de Quatrefages, membre de l'Institut. Paris, 1859. 1 vol. in-4, avec 6 planches imprimées en couleur et retouchées au pinceau........... 16 fr.

VERGER (Le), Publication périodique d'arboriculture et de pomologie, par M. Mas. (Voir aux *Publications périodiques*.)

VIE RURALE (Lettres sur la), par M. Victor de Tracy. 2e édition. Paris, 1861. 1 vol. in-18... 1 fr.

VIGNE (**Nouveau procédé de culture de la**), par J. Persoz, professeur au Conservatoire des arts et métiers. Paris, 1849. Brochure grand in-8, avec deux planches in-4............................ 1 fr. 50

VIGNE EN FRANCE (**La**), et spécialement dans le Sud-Ouest, par M. R. Dejernon. Paris, 1867. 1 vol. in-8........................... 5 fr.

VIGNOBLE (**Culture perfectionnée et moins coûteuse du**), par M. A. Du Breuil. Paris, 1863. 1 vol. in-18, avec 144 figures. 3 fr. 50

VIGNOBLES DE FRANCE (**Études des**), pour servir à l'enseignement mutuel de la viticulture et de la vinification françaises, par le Dr Jules Guyot. Paris, 1869. 3 vol. grand in-8, avec 974 figures dans le texte. 30 fr.

VINAIGRE (**Études sur le**), sa fabrication, ses maladies, moyen de les prévenir, nouvelles observations sur la conservation des vins par la chaleur, par L. Pasteur, membre de l'Institut. Paris, 1868. 1 vol. in-8. 4 fr.

VINS (**Indications théoriques et pratiques sur le travail des**), et en particulier des vins mousseux, par E. J. Maumené. Paris, 1858. 1 vol. grand in-8, avec 100 figures dans le texte.................... 12 fr.

VINS (**Notice sur le vinage des**), en franchise des droits sur l'alcool qui lui est consacré, par M. Thénard, membre de l'Institut. Paris, 1864. Br. grand in-8.. 1 fr. 50

ZOOTECHNIE GÉNÉRALE. Reproduction, amélioration, élevage des animaux domestiques, par A. de Weckherlin; traduit de l'allemand par M. Verheyen. Paris, 1857. 1 vol. grand in-18.................. 2 fr.

PUBLICATIONS PÉRIODIQUES.

Voir, sur la couverture du Catalogue, les conditions d'abonnements pour l'étranger.

***

Annales de chimie, par MM. Guyton de Morveau, Lavoisier, Monge, Berthollet, Fourcroy, etc. Paris, 1789 à 1815 inclusivement, 96 volumes in-8, figures, et 3 vol. de tables.

Les collections complètes de cette première série sont rares.

Les 3 volumes de tables séparément......................, 24 fr.

Annales de chimie et de physique, IIe série, par MM. Gay-Lussac et Arago. Paris, 1816 à 1840, 25 années, formant avec les tables 78 vol. in-8, accompagnés d'un grand nombre de planches gravées...... 400 fr.

— Table générale raisonnée des matières comprises dans les tomes I à LXXV (1816 à 1840). 3 vol. in-8, pris séparément..................... 20 fr.

Annales de chimie et de physique, IIIe série, commencée en 1841, rédigée par MM. Chevreul, Dumas, Pelouze, Boussingault, Regnault et de Sénarmont, avec une revue des travaux de chimie et de physique publiés à l'étranger par MM. Wurtz et Verdet. Paris, 1841 à 1863, 23 années en 69 vol., avec figures dans le texte et planches gravées....... 690 fr.

— Table générale raisonnée des matières contenues dans les tomes I à XXX de la IIIe série. Paris, 1851, 1 vol. in-8..................... 5 fr.

— Table analytique des tomes XXXI à LXIX (1851 à 1863). Paris, 1866, 1 vol. in-8... 10 fr.

Annales de chimie et de physique, IVe série, commencée en 1864, par MM. Chevreul, Dumas, Pelouze, Boussingault, Regnault, avec la collaboration de M. Wurtz.

Il paraît chaque année 12 cahiers qui forment 3 volumes et sont accompagnés de planches en taille-douce et de figures intercalées dans le texte.

Prix { Pour Paris..................................... 30 fr.
de l'année : { Pour les départements (*par la poste*)............. 34 fr.

Annales de dermatologie et de syphiligraphie, publiées par le Dʳ Doyon, médecin-inspect. des eaux d'Uriage. Troisième année. Avec le concours des principaux dermatologistes et syphiligraphes de la France et de l'étranger.

Paraît tous les deux mois par cahiers in 8º. Chaque année un volume d'environ 600 pages. — Un an : Paris, 10 francs. — Province, 12 francs.

Annales des sciences naturelles. Iʳᵉ série, 1824 à 1833 inclusivement, publiée par MM. Audouin, Ad. Brongniart et Dumas. 30 vol. in-8, 600 planches environ...................................... 300 fr.

Toutes les années séparément (*moins* 1830)...................... 30 fr.

— Table générale des matières des 30 vol. qui composent cette série. Paris, 1841, 1 vol. in-8.. 8 fr.

Annales des sciences naturelles, comprenant la zoologie, la botanique, l'anatomie et la physiologie comparées des deux règnes et l'histoire des corps organisés fossiles.

— IIᵉ série (1834 à 1843), rédigée, pour la zoologie, par MM. Audouin et Milne-Edwards ; pour la botanique, par MM. Ad. Brongniart, Guillemin et Decaisne.

— IIIᵉ série (1844 à 1853), rédigée, pour la zoologie, par M. Milne-Edwards, et pour la botanique, par MM. Ad. Brongniart et Decaisne.

— IVᵉ série (1854 à 1863), rédigée, pour la zoologie, par M. Milne-Edwards, et pour la botanique, par MM. Ad. Brongniart et Decaisne.

Chacune des IIᵉ, IIIᵉ et IVᵉ séries comprend 20 volumes pour la Zoologie, et 20 volumes pour la Botanique.

Prix des 20 volumes de l'une ou de l'autre série, format grand in-8, avec 350 planches environ.. 200 fr.

Quelques-unes des années peuvent être vendues séparément.

Prix des deux volumes.. 25 fr.

Annales des sciences naturelles, Vᵉ série commençant le 1ᵉʳ janvier 1864.

— ZOOLOGIE et PALÉONTOLOGIE, comprenant l'Anatomie, la Physiologie, la Classification et l'Histoire naturelle des animaux ; publiées sous la direction de M. Milne-Edwards.

Il est publié chaque année 2 volumes gr. in-8, avec 35 planches environ.

Prix de l'abonnement { Paris............ 25 fr. / Départements.... 26 fr.

— BOTANIQUE, comprenant l'Anatomie, la Physiologie, la Classification et l'Histoire naturelle des végétaux ; publiée sous la direction de MM. Ad. Brongniart et J. Decaisne.

Il est publié chaque année 2 volumes gr. in-8, avec 35 planches environ.

Prix de l'abonnement { Paris............ 25 fr. / Départements.... 26 fr.

— Dans cette Vᵉ série des *Annales des sciences naturelles*, la Zoologie et la Botanique forment chacune une publication distincte. Chaque partie est l'objet d'un abonnement séparé, indépendant de l'abonnement à l'autre partie.

Annales des sciences géologiques, dirigées, pour la partie géologique, par M. Hébert, et, pour la partie paléontologique, par M. Alph. Milne-Edwards, paraissant depuis 1870. — Il est publié chaque année un volume grand in-8, avec les planches et les figures dans le texte correspondant aux mémoires. Le volume paraît en 4 fascicules. — Prix de l'abonnement annuel... 15 fr.
— Il est accepté des abonnements aux *Annales des sciences naturelles* et aux *Annales des sciences géologiques* (en tout 5 volumes annuellement), au prix de 60 francs, au lieu de 65 fr.

Annales médico-psychologiques, journal de l'Anatomie, de la Physiologie et de la Pathologie du système nerveux, destiné particulièrement à recueillir tous les documents relatifs à la science des rapports du physique et du moral, à l'aliénation mentale et à la médecine légale des aliénés ; publiées par MM. les docteurs Baillarger, médecin des aliénés à l'hospice de la Salpêtrière, Cerise et Longet.

Ire série, de 1843 à 1848, 12 volumes in-8, avec planches..... 120 fr.

IIe série, de 1849 à 1854, par MM. Baillarger, Brière de Boismont et Cerise. 6 vol. in-3.. 72 fr.

IIIe série, de 1855 à 1862, journal destiné à recueillir tous les documents relatifs à l'aliénation mentale, aux névroses et à la médecine légale des aliénés, par MM. Baillarger, Moreau (de Tours) et Cerise. 8 vol. in-8.   96 fr.

IVe série, de 1863 à 1868 ; 12 volumes in-8.............. .... 120 fr.
Table générale et alphabétique des 24 premières années 1843 à 1866. 1 vol. in-8 de 192 pages... 5 fr.

V^e série, commençant en 1869, paraissant par cahiers bi-mensuels formant chaque année 2 vol. in-8, par MM. Baillarger, Cerise et Lunier.
Paris... 20 fr.
Départements... 23 fr.

Archives de physiologie normale et pathologique, fondées en 1868, dirigées par MM. Brown-Séquard, Charcot et Vulpian, paraissant tous les deux mois par fascicules, grand in-8 cavalier, avec planches.
Prix de l'abonnement annuel : Paris, 20 fr., et les départements.   22 fr.

BIBLIOTHÈQUE DE L'ÉCOLE DES HAUTES ÉTUDES, publiée sous le patronage du ministère de l'Instruction publique :
Section des sciences naturelles. — Il paraît annuellement deux volumes grand in-8, avec planches hors texte.
3 volumes ont paru de la partie des Sciences naturelles.

Section des sciences physiques et chimiques. — Il paraît annuellement 1 volume grand in-8, avec planches et figures dans le texte. Chacun des volumes est publié en 4 fascicules.

Abonnement aux 3 volumes.................................... 75 fr.
     —   aux *Sciences naturelles* seules..................... 70 fr.
     —   aux *Sciences physiques et chimiques*............. 15 fr.

Bulletin mensuel de la Société zoologique d'Acclimatation, fondée le 10 février 1854. IIe série, commencée en 1864.
Il paraît chaque année 12 cahiers formant un volume grand in-8 de 700 pages. Paris........... 12 fr. | Départements........ 14 fr.

Bulletin de le Société d'anthropologie de Paris, comprenant les procès-verbaux des séances, des notices, rapports, etc.
Il paraît chaque année, depuis 1860, 4 fascicules formant 1 vol. in-8. Paris.................... 7 fr. 50 | Départements............. 8 fr.
(*Voy.* page 13, **Mémoires de la Société d'anthropologie.**)

Bulletin de la Société de chirurgie de Paris.
Ire série, 1851 à 1860. 10 volumes in-8......................... 70 fr.
IIe série, commencée en 1861. Le tome X correspond à l'année 1870.
Paris.................. 7 fr. | Départements........... 8 fr.
(*Voy.* page 14, **Mémoires de la Société de chirurgie.**)

Gazette hebdomadaire de médecine et de chirurgie. Rédacteur en chef : le docteur A. DECHAMBRE. IIe série, commencée en 1864.
La GAZETTE HEBDOMADAIRE, publiée dans le format in-4, paraît, depuis le 1er octobre 1853, le vendredi de chaque semaine. Elle contient régulièrement, par numéro, 32 colonnes. Au bout de l'année, elle forme un beau tome de plus de 950 pages, avec figures.
Prix de l'abonnement : Paris et départements.
Un an, 24 francs. — Six mois, 13 francs. — Trois mois, 7 francs.
Prix de chaque volume, comprenant les 52 numéros de l'année, avec titre et table alphabétique, broché, 25 fr.; avec une demi-reliure maroquin, 30 fr.
Pour la Ire série, voir page 16.

Journal de médecine mentale, résumant au point de vue médico-psychologique, hygiénique et légal toutes les questions relatives à la folie, aux névroses et aux défectuosités intellectuelles et morales, publié avec le concours des principaux aliénistes ; par M. le docteur DELASIAUVE.

Le *Journal de médecine mentale* paraît mensuellement depuis 1861. Il forme chaque année 1 volume in-8. 10 volumes sont en vente.

Prix pour la France, 5 fr.; pour l'étranger, 6 fr.

Journal de pharmacie et de chimie, par MM. BOULLAY, BUSSY, F. BOUDET, CAP, BOUTRON-CHARLARD, FREMY, BUIGNET, GOBLET, POGGIALE, REGNAULD et LÉON SOUBEIRAN; contenant une Revue médicale, par le Dr VIGLA ; le Bulletin des travaux de la Société de pharmacie de Paris, et une Revue des travaux chimiques publiés à l'étranger par M. J. JUNGFLEISCH, IVe série, ayant été commencée en janvier 1865.

Le *Journal de pharmacie et de chimie* paraît tous les mois par cahiers de 5 feuilles. Il forme chaque année deux volumes in-8 ; des planches sont jointes au texte toutes les fois qu'elles sont nécessaires.

Prix de l'abonnement pour Paris et les départements............. 15 fr.

Journal de l'agriculture, de la ferme et des maisons de campagne, de l'horticulture, de l'économie rurale et des intérêts de la propriété, fondé et dirigé par J.-A. BARRAL, paraissant le samedi de chaque semaine, en une livraison de 52 à 68 pages, avec gravures et planches coloriées. — Un an, 20 fr.; — six mois, 11 fr.; — trois mois, 6 fr.

Les abonnements partent du commencement de chaque trimestre.

LE VERGER. — Publication périodique d'arboriculture et de pomologie, dirigé par M. MAS, et paraissant depuis janvier 1865.

LE VERGER publie mensuellement une livraison de 16 pages de texte, contenant la description et la culture de huit variétés, et la représentation de chacune d'elles par la chromolithographie.

Prix de l'abonnement annuel.................................25 fr.
Chacune des années complètes. ....25 fr.

www.ingramcontent.com/pod-product-compliance
Ingram Content Group UK Ltd.
Pitfield, Milton Keynes, MK11 3LW, UK
UKHW010912160726
13695UKWH00007B/585